이야기 속에 비방(秘方)이…

재미있는

이야기 한방 ❷

이풍원 저

유한문화사

추 천 사

이풍원 교수의『이야기 한방』은『이야기 본초강목』에 이어 이미 1996년도에 출판하였고, 그동안 많은 성원에도 재출판을 못하다가 이번에 새롭게 출판하게 되었다.

그동안 TV에서 한방 이야기들이 극화된『대장금』,『허준』등으로 한의가 우리에게 친근하여졌다.『이야기 한방』은 의학인 한방을 재미있게 엮은 책이다. 이러한 이야기들 속에서 옛 한의사들의 지식과 재치와 지혜를 찾아내어 생활에 적응하여 나간다면 많은 도움을 얻게 될 것이다.

이 책은 지나간 훌륭한 의사들의 치료 경험담과 생활 이야기로 질펵한 삶의 현실이 모두 들어 있어 웃음과 감격과 감사와 지혜를 담은 한편의 단막 드라마 같은 책이다.

이풍원 교수는 한 환자라도 소홀히 하지 않고 후학들에게 많은 지혜를 전달하려고 애쓰는 모습을 그의 행동에서 엿볼 수 있다. 한번은 중미의 부대통령이 치료를 원하였지만, 그는 대학교 강의시간을 빠지지 않으려고 거절을 하는 모습을 보았다. 그 당시 항공편은 물론 왕궁에서 숙식제공 등 여러 가지 좋은 여건이었지만 그는 가지 않았다.

그러나 아픔의 고통을 받는 이들에게는 달려가는 모습을 볼 수 있었다. 그는 과테말라의 마야 원주민과 멕시코 유카탄의 마야 원주민 그리고 러시아의 사할린, 하바로브스크, 브로디보스톡 러시아 안의 유태인 도시 비로비잔과 중국, 크로아티아로 의료선교를 하는 그의 모습을 보았다. 하나님의 사랑을 전파하고 치료하는 그의 손길이 바로『이야기 한방』책에서 그의 성품을 찾아볼 수 있다.

빌보드 차트 1위를 3주 동안 오른 유명한 가수가 Kodak 극장에서 공연을 앞두고 치료를 원하였는데, 관객을 위해 코닥극장으로 달려가 치료하는 한의사로, 한번은 비행기에서 쇼크를 일으킨 환자를 치료하여 회항을 안 하고 계획대로 운항시킨 적도 있다. 어느 합창단 공연에서 솔리스트가 별안간 발의 통증이 와서 무대에 서지 못할 때 공연 보는 중에 그 소식을 듣고 치료하여 공연을 성황리에 마치게 한 한의사이다.

『이야기 한방』은 선조들의 지혜와 재치와 치료 경험담을 담고 있어, 영국 런던에 유학중인 학생이 이 책을 읽고 한의에 감동받아 한의공부를 하여 한의사가 되었고, 뉴욕에서도 이 책을 읽고 한의에 매료되어 한의사가 된 분도 있다. 필리핀의 오지와 러시아 모스크바에서도 이 책을 읽고 책에 나온 처방으로 치료를 하였다는 선교사의 이야기를 들은 적이 있다.

이 책은 독자들에게 한의를 쉽게 이해하고 응용할 수 있는 아주 좋은 기회임을 확신한다. 마음의 눈으로 본 한의를 마음껏 글로 표현한 『이야기 한방』은 실화를 토대로 전개해 나가 더욱 실감이 나고 오래오래 기억할 수 있을 것이다.

2006년 11월

건국대학교 자연과학대학 교수
건국대학교 녹용연구센터 소장
농학박사 전 병 태

머리말

약초는 창조주 하나님이 인간에게 준 대자연의 선물이며, 인간이 자연을 보고 배운 것을 기초로 하여 정교하고 경의로운 의술을 탄생시킨 것이 한의학이다. 예부터 '상공치미병(上工治未病)' 즉 훌륭한 의사는 질병이 오기 전에 미리 예방하여 병에 걸리지 않게 한다고 했다. 이미 오랜 옛날부터 선대의 한의학자들은 인간의 생명과 건강을 위해서 질병과 싸우며 의학 발전에 정진해 왔다.

기원전 475~221년에 한방의 경전이라고 일컬어지는 『황제내경(黃帝內經)』「소문(素問)」 거통편에 이미 혈액순환의 개념을 기술하고 있다. 즉 "혈액은 정지해 있지 않고 쉼 없이 온몸을 돌고 있다(流行不止,環周不休)." 또 「오장」 생성편에 "모든 피는 심장으로 돌아가고 전신으로 순환된다(諸血者, 皆屬于心)"라고 했다.

영국의 하비(William Harvey)는 1628년에 처음으로 혈액은 순환하며, 심장의 좌심실에서 동맥으로 분포되어 전신으로 나가서 정맥을 통해서 우심실로 들어와 폐로 들어가서 좌심실로 들어온다는 것을 발표하였는데, 이것은 한의학의 연구에 비해 1,800여년이나 뒤진 것이다.

아랍의 명의인 아비센나(Avicenna 980~1037년)는 그의 저서 『의전(醫典)』에는 맥에 대해서 처음 소개하였는데, 282년 서진(西晋) 시대에 이미 왕숙화(王叔和)는 그의 저서 『맥경(脈經)』에서 요골동맥에서 맥을 측정하는 24가지의 맥의 종류를 파악하는 방법을 기술하고 있다. 그는 맥에 대한 최초의 의학자였다.

이탈리아가 낳은 천재 미술가 레오나르도 다빈치가 1472~1519년에 걸쳐 인체 내장의 위치와 형태를 그림으로 묘사하여 혈관에서 심장까지 아름다운 인체의 해부도를 그려 현대 해부학의 중요한 역할을 하였고, 1513년 해부학자 베살리우스(Andreas Vesalius)는『인체의 구조』를 저술하였다. 그러나 송나라 양개(楊介)는 인체 해부도인『존진환중도(存眞環中圖)』를 그들보다 400여 년이나 앞서 서술하였다.

우리는 언뜻 한의사는 단순히 진맥을 하고 약을 처방하며, 침을 놓는 정도의 치료를 한다고 생각해 왔다. 그러나 이미 수백년, 아니 천수백 년 전부터 우리나라와 중국의 한의사들은 외과 수술을 시술해 왔고, 정신과 치료를 담당해 왔던 것이다. 특히 한의학의 특징인 인체의 국부적인 치료보다는 몸 전체를 하나의 소우주(小宇宙)로 보고 음양오행의 원리와 기혈(氣血)의 순환에 주안점을 두고 있다.

이미 저술한『이야기 본초강목』은 약초에 대한 전설이나 실화, 민간 설화 등을 약초의 효능과 결부하여 이야기로 엮었다면 이번『재미있는 이야기 한방』은 선대의 기라성 같은 한의학자들의 심오한 의술과 묘방(妙方), 기방(奇方), 위급한 상황에서의 임기응변, 또한 그들의 기지와 재치, 숭고한 의사 정신을 재미있게 이야기로 엮은 이른바「한의학자 열전」이라고 할 수 있을 것이다.

이 책은 한방 의학을 공부하는 의사나 한의학에 관심 있는 사람들은 물론이고, 일반 독자들에게도 널리 읽혀져 한의학의 신비한 효능과 오랜 전통, 더욱이 서양 의학이 미치지 못하는 고유 영역을 가지고 있다는 사실을 이해하는 데 도움이 되었으면 더 바랄 것이 없겠다.

이 책의 출판에 도움을 준 유한문화사 천승배 사장님, 건국대학교 전병태 교수님 그리고 윤인걸 선생님과 삼라 한의대 신순식 교수님, 이정자 원장님의 격려에 깊은 감사를 드립니다. 늘 기도와 격려를 하여주신 지창수 목사님, 정인갑 목사님, 김은숙 권사님, 김문국 집사님에게 아울러 감사드리며 책을 쓰게 지혜를 준 하나님께 영광을 돌립니다.

필자 이풍원

차 례

4편. 명의(名醫)의 치료 / 175

5편. 명의(名醫) 열전 / 205

1편. 한약(漢藥)과의 만남

1 숙맥(菽麥)

옛날 어느 마을에 싸전이 있었는데 싸전의 주인은 부자였다. 그에게는 과년한 딸이 있었는데, 딸의 미색이 수수하여 동네 총각들에게는 결혼의 대상이 되었다.

싸전에 힘이 세고 성실한 일꾼이 있었는데 머리는 팔푼이지만 마음씨가 착하고, 성실한 품성을 주인이 높이 평가하여 오랫동안 집안 식구처럼 지내왔다. 일꾼은 부모를 일찍 여위고 그때부터 싸전에 와서 잔심부름을 하며 일을 도왔는데, 주로 힘을 쓰는 힘든 일을 하였다.

싸전 주인은 됫박질을 잘 하여 이윤을 많이 냈다. 주인이 그 일꾼에게 됫박질을 여러 번 가르쳐줬지만 그가 됫박질을 여전히 못해 야단만 쳤다.

"싸전은 됫박질을 잘 해야 이윤이 많이 남아!"

"이렇게 하면 되유?"

"쌀을 넣을 때 됫박을 비스듬히 해서 얼른 됫박을 쓸면서 됫박 끝에 쌀을 조금 남기는 거야."

"이렇게 하면 되유?"

"그렇게 천천히 하면 안돼. 쌀을 빨리 넣고 해야 돼. 에그, 앞으로 쌀을 팔 때는 나를 불러."

어느 무더운 여름날 일꾼이 쌀가마니를 창고에 옮기는데 땀이 너무나 마당 우물가에서 웃통을 벗고 목물을 하였다. 이 광경을 주인집 딸이 보게 되었다. 그때부터 주인집 딸은 우람한 일꾼의 몸 때문에 잠을 이루지 못했고, 일꾼이 목물을 할 때면 몰래 숨어서 보기 일수였다.

가끔 일꾼은 돈을 덜 받거나 곡식을 바꿔서 주는 실수를 했다.

"콩 한 되하고, 보리 한 말을 주게나."

"예!"

일꾼이 콩은 한 말을 주고, 보리는 한 되를 주자 손님이 소리쳤다.

"자네는 콩과 보리도 구별 못하나?"

손님이 큰소리로 화를 내자 주인이 나와서 사과하고 일꾼을 나무랬다.

"어찌 자네는 콩과 보리도 구별 못하나."

주인 딸은 밤낮으로 일꾼을 생각하다가 상사병이 나서 몸져누웠다. 마침내 의원을 불러 진맥을 하게 되었다.

"언제부터 이렇게 몸져누웠나?"

"…."

진맥을 한 의원은 부드러우면서도 강하게 물었다.

"누구를 좋아하나?"

주인집 딸은 깜짝 놀랐다. 자기가 일꾼을 좋아하게 되었다고 의원에게 솔직하게 말했다.

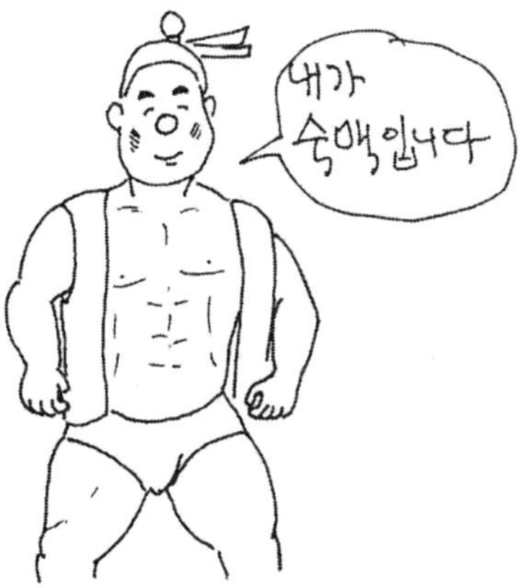

"실은 저희 집에서 머슴같이 지내는 일꾼이 있습니다…."

의원이 주인을 불러 자초지종을 이야기하니, 주인은 자기 딸이 겨우 일꾼을 짝사랑 한다는 것에 실망했다.

"숙맥인데!"

"숙맥이요?"

"콩과 보리도 구별 못하는 팔푼인데…."

그때부터 숙맥이라는 말이 나오게 되었다. 숙(菽)은 콩이고, 맥(麥)은 보리로 콩과 보리를 구별 못하는 어리석은 사람을 비유할 때 쓰게 되었다.

콩은 밭에서 나는 고기라는 의미로 지방과 단백질이 풍부한 식품이다. 콩의 지방에는 리놀산이 50%이고, 리놀렌산은 6%가 들어 있으며, 이런 불포화지방산은 동물성 지방을 과잉 섭취하면 생기는 콜레스테롤을 씻어내는 역할을 한다.

콩은 스테미나에 좋다. 즉 정력이 강해지는 데 필요한 단백질이 들어 있고, 정자의 생성을 촉진시키는 라이신과 알기닌, 글루타민산 등이 풍부하다. 비타민 E가 100 mg% 가량이 들어 있어 미용과 노화방지에도 좋으며, 심장병, 동맥경화, 고혈압 등을 예방하는 식품이다.

보리는 탄수화물이 적어서 한창 성장 발육하는 어린이나 임산부에게 좋으며, 칼로리를 적게 섭취해야 하는 당뇨병 환자들에게도 좋다. 보리는 쌀보다 섬유 성분이 5배나 많기 때문에 소화율을 낮춰 준다. 섬유질은 장의 연동운동을 촉진시켜 변비를 없애 준다. 보리는 저녁에 땀이 흐르는 것을 막아 주고, 산후에 좋으며, 보리를 볶아 차로 복용하면 이질을 치료한다.

2 홍삼의 유래

옛부터 고려 인삼은 중국 사람들로 하여금 신약처럼 여겨졌다. 장지연(張志淵)의 『위암(韋庵) 문고』에는 홍삼이 만들어진 유래가 있다.

於始開城一區	어시개성일구
遂成蔘圃	수성삼포
此卽松蔘也	차즉송삼야
始以白蔘	시이백삼
發售北京	발수북경
則北京人服之逆胃	칙북경인복지역위
謂之有毒而不服	위지유독이불복

(처음 개성 쪽에서 삼포가 생겼으니 그것이 소위 송삼이다. 처음에는 그것을 그냥 백삼인 채로 보따리에 싸가지고 북경에 가서 팔았는데, 중국 부자들이 그것을 먹으니 때때로 위를 역하게 하여서 그 후로는 독이 있다고 해서 잘 먹지를 않았다)

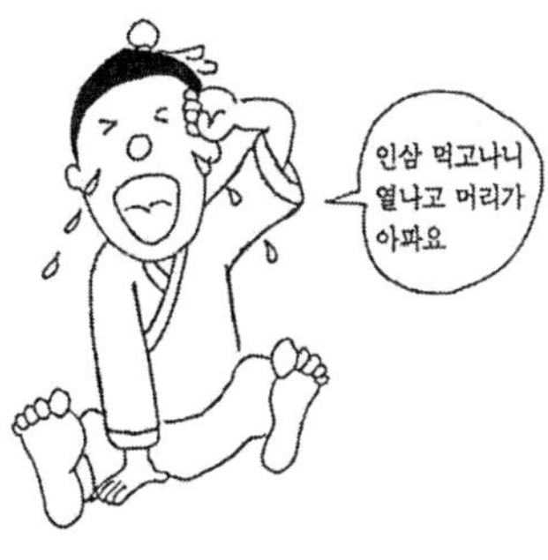

於是松人　어시송인
發明蒸紅之術　발명증홍지술
以紅蔘輸出　이홍삼수출
則得利十倍　즉득리십배
此紅蔘之起源　차홍삼지기원
而正廟朝之初年也　이정묘조지초년야
初譯官牟基利　초역관모기리
後遂爲官管焉　후수위관관언
每歲輸出　매세수출
殆累百萬兩　태누백만량
則亦無窮之財源也　즉역무궁지재원야

(그러다가 송도 사람 하나가 백삼을 쪄 홍삼으로 만드는 법을 알아내니 그 뒤부터 인삼을 쪄 홍삼으로 수출하여 백삼으로 내다 팔 때보다 이익이 10배나 남았다. 이것이 홍삼이 생겨난 기원이다. 백삼으로 내다 팔 때보다 인삼이 상하거나 썩는 일도 적었고, 부자들도 먹고 나서 배가 아프다고 하는 일이 없었다. 처음에는 그 홍삼을 시행을 따라 다니는 역관들이 모리를 했으나 뒤에 나라에서 홍삼 수출을 전관하니 실로 무궁한 재원이 아닐 수 없다)

위의 문헌을 보면 송도 사람이 백삼을 가공해서 홍삼으로 만들어 중국으로 수출했다. 그 무역고가 1백만 냥 이상으로 오르자, 나라에서 홍삼 수출권을 관리해 오다가 순조 때에 임상옥을 비롯한 의주 거상들이 홍삼의 교역권을 사버린 것이다.

3 몸에서 나는 약재들

「대장금」이라는 TV 연속극에서 장금이가 한의를 배우는 과정에 의원이 질문하는 대목이 있다.

"사람 몸에서 나는 약재가 무엇이 있느냐?"

장금이와 같이 수련하는 의녀들은 맞추지 못했는데 장금이가 맞추는 장면이 나온다. 인체 대사의 산물(產物)과 분비물로 이것은 효과면으로도 좋기에 한의에서는 중요시되고 있다.

첫째는 머리카락이다. 머리카락을 한의에서는 혈여(血餘)라고 한다. 머리카락을 불에 태운 것을 혈여탄(血餘炭)이라 하여 몸의 모든 출혈 증상에 쓰인다. 또한 몸의 어혈(瘀血)을 없애 주고, 진액(津液)을 보하고, 소변을 잘 통하게 하는 작용이 있다.

머리카락을 태우면 재가 되지 않고 꺼멓게 그슬리어 뭉쳐진다. 이것을 가루를 내어 코피가 날 때에 코에 조금 불어 넣으면 신기할 정도로 코피가 멎고, 각혈(咯血)에는 이것을 끓여 먹으면 효과를 본다. 물론 약이나 영양제를 주지 않은 순수한 머리카락이여야 한다. 예로부터 머리카락에는 혈액이 남아서 생긴다고 하여 혈여(血餘)라고도 한다.

머리카락에는 시스틴(cystin), 케라틴(keratin)과 알기닌(arginine) 등의 물질이 있어 출혈을 멎게 하고, 응혈시간과 혈장(血漿)이 다시 칼슘화하는 시간을 단축시켜 주는 작용을 한다.

둘째는 모유(母乳)이다. 모유를 인유즙(人乳汁)이라고 하며, 좋은 약재가 된다. 인유 100 g에는 수분 88 g, 단백질 1.5 g, 지방 3.7 g, 탄수화물 6.4 g, 회분 0.3 g, 철 34 mg, 인 15 mg, 비타민 A 250 I.U.가

들어 있다. 성미(性味)는 달고(甘) 짜며(鹹), 평(平)한 성질이 있다. 귀경은 심, 폐, 위경으로 가고 보혈(補血)하며, 변비를 없애 주고, 혈허(血虛)로 인한 폐경(閉經)에도 좋다. 눈이 충혈되거나 혼탁할 때도 좋으며, 폐결핵에도 사용된다.

몸을 보음(補陰)하는 역할을 하며, 소갈증(消渴症, 목이 마르는 증세)에도 좋다. 특히 초유는 효과가 더 좋다. 소설 『금병매』에 나오는 서문경이 사용한 보정식품으로 인유즙을 즐겼다고 하는데, 정력식품으로 사용하였다는 것이다.

특히 전광성 안염증(Electric Ophthalmia)에 특효이다. 이때는 신선하고 건강한 사람의 모유를 눈에 2～3방울을 떨어뜨린 후 5～15분 후에 다시 2～3방울을 떨어뜨린다. 보통 15분 후에는 자각증상이 경감되고, 8～16시간 지나면 완전히 소실된다.

셋째는 손톱이다. 손톱을 조갑(爪甲) 또는 인지갑(人指甲)이라고 하는데, 이는 당나라 손사막의 『천금요방(千金要方)』에 기재되어 있으며, 이것은 새 살을 나게 하는 작용과 코피를 멈추게 하는 효과가 있다. 오줌에 피가 섞여 나오거나 중이염, 안질에 매우 좋다. 특히 청열(淸熱, 열을 식혀 주는 것)도 하고 해독작용도 한다. 손톱가루 6 g을 100 g의 술에 타서 먹으면 피 속에 칼슘이 부족하여 나타나는 수족 경련증(Tetany)에 효과를 본다. 그러나 발톱은 쓰지 않는다.

넷째는 오줌이다. 오줌은 인뇨(人尿)나 윤회주(輪回酒)라고도 부른다. 일반적으로 10세 이하 남자 아이의 오줌이 좋다. 오줌에는 짜고(鹹) 차가운 성질이 있다. 이것은 몸의 진액이 부족하여 몸에서 열이 날 때, 한의에서는 음허화왕(陰虛火旺) 때 오줌은 열을 내리는 자음강화(滋陰降火)를 시킨다고 한다. 출혈을 막아 주므로 코피가 날 때, 피를 토할 때, 내출혈이 있어 어혈이 생기며 통증이 있을 때에 좋다. 임상으로 뇌경색, 폐경색, 동맥, 정맥에 혈전으로 막혔을 때 안저 출혈

등에 쓴다. 오줌에는 유로키나제(urokinase)가 있어 혈전을 녹인다.

오줌에는 인중백(人中白)이 있다. 인중백은 소변에서 자연적으로 침윤된 물체로, 옛날 시골에 있는 초등학교 화장실을 가보면 소변을 본 지 오래된 곳에는 결정체가 붙어 있는 것을 볼 수 있다. 이것이 바로 좋은 약재인 인중백이다. 열을 없애 주는 청열(淸熱) 작용이 있어 열을 내리며, 목이 붓고 아플 때, 입 안에 창(瘡 · 부스럼, 종기)이 날 때에도 아주 좋다.

또 인중백과 식염으로 가공한 추석(秋石)이라는 것이 있다. 몸에 진액(津液)이 없어서 화(火)가 생길 때 한의학에서는 음허화왕(陰虛火旺)이라고 하는데, 이럴 때 치료제로 쓰인다. 또 해수나 해수 때 나오는 피, 인후가 붓고 아플 때, 정액이 저절로 흘러나오는 유정증(遺精症), 부인들의 냉에도 쓰인다.

인중황(人中黃)이라는 성분도 있다. 대나무에 감초가루를 넣고 인분에 넣어 둔다. 한참 후에 보면 대나무 마디마디에 묻었던 감초가루에 인분의 맑은 액체가 스며들어 있다. 이것을 꺼내 말린 후 약재로 쓴다. 이것은 열을 없애 주는 청열과 해독 작용을 해주고, 피부병인 단독(丹毒)에도 쓰며, 반진(斑疹), 창양(瘡瘍)에도 사용한다.

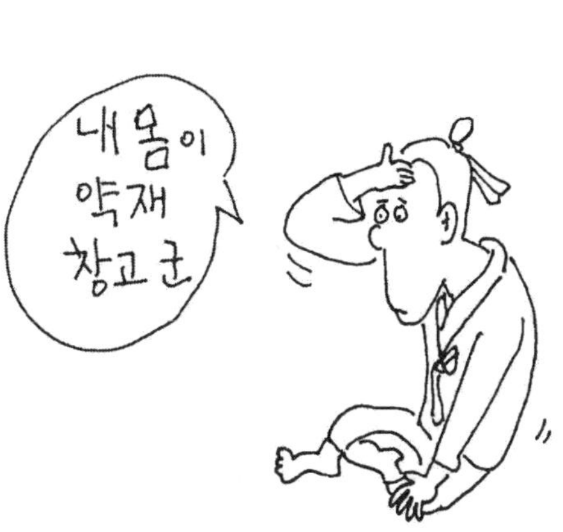

옛부터 대나무를 인분에 넣어 두면 대나무 마디마디에 맑은 액체가 스며드는데, 이것은 조선시대 때에는 태장(笞杖)으로 몸에 죽은 피가 많이 고여 있을 때 어혈을 풀고 태독(笞毒)을 치료한다고 하였다.

다섯째는 태반(胎盤)을 말려서 만드는 자하거(紫河車)라는 약재이다. 이 약재는 보양제(補陽劑)로서 몸을 보(補)하는 데 으뜸이다. 자하거는 몸의 바이러스 감염을 예방해준다.

태반에는 Placental r-globulin이라는 물질이 있어 마진(痲疹)이나 디프테리아를 막아 주는 성질이 있고, 몸의 저항력을 증강시킨다. 또한 자하거에는 Chorionic gonadotropin이라는 호르몬이 나와 고환을 흥분시키고, 포유기 때 발육을 촉진시키며, urokinase가 있어 혈전을 용해시킨다.

자하거는 정혈(精血)을 보하고 기(氣)도 튼튼하게 한다. 폐와 신장이 나빠서 오는 천식에 좋다. 또한 시이한 증후군(Sheehan's disease)에도 좋다. 시이한 증후군은 뇌하수체 기능 장애로 무월경이나 경한 체중 감소, 피부 등에 나타나는 질병이다. 자하거는 특히 초산으로 남자 아이의 태반을 최상질로 여긴다. 남자들의 정력이 약하여 발기가 잘 되지 않을 때에도 좋다. 폐결핵과 폐가 약해서 오는 천식에도 좋다.

태반은 많은 종류의 항체를 함유하고 interferon도 함유되어 있어 여러 종류의 바이러스가 인체 내로 침범하지 못하게 한다. Gonadotropin, galactin, prolaction, dextrose, mannitol 등의 물질이 태반에 있어 면역능력을 높이고, 저항력을 증강시키며, 과민반응 즉 알러지를 없애 준다.

여섯째는 탯줄이다. 탯줄은 제대(臍帶)라고 한다. 이것은 몸을 보하고, 식은땀이 나는 것을 막아 주고, 노인성 해수 천신에 좋고, 마진(痲疹, measles)을 예방한다.

4 손사막과 음식

중국 서안(西安) 지방에 호로두포모(葫蘆頭泡饃)라는 값싼 대중 식품이 있다. 이 식품을 장기적으로 먹으면 소화기인 비장과 위장을 튼튼하게 하고, 자음장양(滋陰壯陽)하여 몸이 약한 사람도 건강하게 만드는 식품이다.

호로두(葫蘆頭)는 돼지의 대장 별칭인데, 대장의 항문이 마치 호리병처럼 생겨서 지어진 이름이다. 이것은 손사막(孫思邈)이 약을 담고 다니는 호리병박에 관한 이야기이다.

어느 날, 손사막이 장안(長安)에 가던 중에 돼지 곱창을 전문적으로 파는 작은 음식점에서 식사를 하게 되었다.

"주인장, 이 집에서 제일 잘하는 음식을 가져오게나."

주인은 불에 구은 돼지 곱창을 가져왔다. 그런데 냄새가 아주 고약하고, 기름기도 많아 구역질이 나고 도무지 먹을 맛이 없었다.

"여보게 도대체 곱창을 어떻게 요리한건가? 맛이 있을지는 모르겠

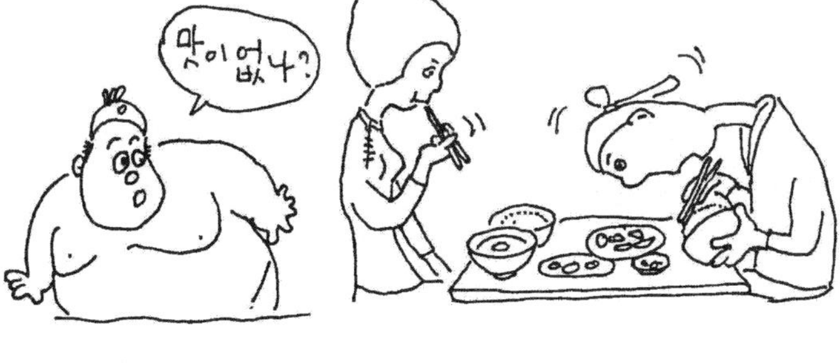

지만 곱창 썩은 냄새가 역겨워서 음식에 손 댈 엄두가 나지 않네!."

곱창집을 떠날 때 손사막이 주인에게 호리박을 한 개 주었다.

"이 호리박에 약초가 들어 있으니 그걸 곱창에 넣어보게."

주인은 손사막이 준 호리박에서 약초를 꺼내 손사막이 지시한 대로 곱창에 넣고 요리를 했더니 냄새와 기름기가 제거되고, 그 맛 또한 일품이었다. 주인은 손님을 끌기 위해 음식점 문 위에 약왕(藥王) 손사막이 선사한 호리박을 걸어 놓았다.

병으로 몸이 허약한 사람들이 정기적으로 와서 곱창을 먹었더니 체력이 회복되고, 안색도 좋아졌다. 또한 감기에 잘 걸리는 사람이나 비장과 위장이 약한 사람도 국 한 사발만 마시면 땀이 나면서 병이 나았다. 이 음식은 한동안 유행되어 오랫동안 전해 내려와 장안(長安)의 미식(美食) 중 하나가 되었다.

손사막의 호리박 안에는 곱창을 조리할 때 맛을 내고 냄새를 없애는 비방(秘方)의 약초가 있었다. 그것은 통증을 없애는 지통(止痛) 작용, 몸의 습한 것을 없애 주는 화습(化濕) 작용, 기를 잘 돌게 하는 행기(行氣) 작용과 설사를 멎게 하는 지사(止瀉) 작용, 또한 소화기를 튼튼하게 하며, 몸을 보하고 자음건비(滋陰健脾)하는 기능을 하는 좋은 약초들이었다.

호로두포모를 만드는 방법은 우선 돼지의 대장을 꺼내 깨끗이 씻은 다음 돼지고기, 돼지의 허리 뼈(脊骨)와 다리뼈(腿骨)와 살찐 암탉 한 마리를 큰 솥에다 넣고 물을 부어 약한 불에 하룻밤 동안 끓인다.

솥에는 적당한 비율로 팔각(八角), 회향(茴香), 화초(花椒), 초과(草果), 구인(寇仁), 사인(砂仁), 계피(桂皮), 정향(丁香), 양강(良薑), 진피(陳皮), 복령(茯苓), 빈랑(檳榔), 당삼(黨蔘), 구기자(枸杞子), 감초(甘草), 상원계(上元桂) 등의 맛을 내는 약초를 조미료(調味料)로 넣는다.

고기가 익으면 건져서 식힌 후에 썰어 놓는다. 국은 더 끓여서 뿌옇게 되면 소금을 넣어 간을 맞춘다. 삶아낸 돼지 곱창을 썰어서 살코기 몇 조각과 넘나물(金針菜), 목이(木耳) 버섯과 녹말가루로 만든 당면을 큰 사발에 담고 국물을 넣어 다시 센 불로 끓여 준다.

여기에 돼지기름, 소흥주(紹興酒), 고수나물(芫荽), 실파, 생강가루, 후춧가루를 국에 넣으면 호로두포모가 된다. 자극성을 좋아하는 사람은 고춧가루와 마늘을 넣어 사계절을 막론하고 먹는데, 등에 땀이 줄줄 흐르며 얼굴색이 벌겋게 변하게 된다.

이 음식이 환영받게 된 이유는 바로 손사막의 공로이다. 요즘 음식에 한약재를 넣는 것을 손사막은 이미 사용하였던 것이다.

5 칭키스칸과 대황(大黃)

원(元)나라의 태조(太祖)인 칭키스칸(成吉思汗)은 세계를 정복한 위대한 역사적인 영웅이다. 그는 작은 몽고족 부락의 수령으로 시작하여 각 부락을 통일시키고, 남으로 침략해 내려와 중국을 통일시켰다. 중국이 역사상 가장 큰 지역을 지도에 남긴 왕조이다. 역사가들은 원나라를 '정복 왕조'라고 부른다.

인류 역사상 가장 넓은 지역을 정복했던 칭키스칸은 실크로드를 군사용 도로로 활용하였고, 무적을 자랑하는 기마군단을 이끌고 1215년에 황하의 북쪽을 손에 넣었고, 인더스강 상류에서 페르시아, 이라크를 지나 코카서스 산맥을 넘어 남러시아 킵차크, 크리미아를 석권하여 유럽까지도 영토가 넓혀졌다.

그가 어렸을 때 아버지는 타타르 부족에게 독살되어 부족이 흩어지게 되어 빈곤한 환경에서 성장하였고, 당시 강세를 자랑하던 케레이트 부족의 완칸 아래서 세력을 키워 1189년 몽골 씨족 연합의 맹주(盟主)로 추대되면서 칭키스칸이란 칭호를 받게 되었다. 그의 아명은 테무진(鐵木眞)이고, 바이칼호 근처 출생이다.

칭키스칸은 문화를 단 한번도 공부한 적이 없는 문맹자였다. 모택동 주석은 『심원춘, 설(沁園春, 雪)』에서 "일세대의 교만한 칭키스칸은 오직 아는 것이 활을 쏘아 잡는 것 밖에 몰랐다"라고 말하였다.

그런 칭키스칸이 매번 승리할 수 있었던 것은 그가 아랫사람을 잘 썼기 때문이다. 그는 사람의 품행 재능을 판단하여 인물을 선택하였는데, 특히 예루추차이(耶律楚材)란 문관이 있었기 때문이다.

예루추차이와 한약재인 대황(大黃)과의 인연이 있었는데, 칭키스칸이 서쪽인 유럽을 정벌할 때 이야기가 있다. 비록 칭키스칸 때는 후세에 남겨 놓은 기록이 적지만, 정사(正史)인 이십사사(二十四史) 중의 『원사(元史)』나 야사(野史)인 『원대비사(元代秘史)』와 소설 『원사연의(元史演義)』나 일본 저명한 몽고학가인 고바야시 다까시로(小林高四郞)가 쓴 『칭키스칸』이 있다. 이 책에서 예루추차이가 유럽을 정벌할 때 대황을 수집하여 유행성 질환에 걸린 장병들을 치료한 사례가 바로 원나라를 존재하게 하였다.

예루추차이는 원래 요(遼)나라 황족의 후예이다. 칭키스칸이 여진족(女眞族)의 완안아골타(完顏阿骨打)가 세운 금(金)나라를 정벌하였는데 천문(天文), 지리(地理), 율역(律歷), 술수(術數)와 의복(醫卜)에 능한 예루추차이가 재능이 있다고 하여 그를 받아들였다. 당시의 전쟁은 말을 타고 활을 쏘는 것으로, 칭키스칸은 활과 촉을 만드는 궁장(弓匠)을 중요시 여겼다. 그런데 칭키스칸이 총애하는 활 만드는 궁장(弓匠)이 예루추차이를 깔보았다.

"국가는 싸움에 필요한 활이 중요하지, 이런 학문이 무슨 소용이 있는가?"

예루추차이는 미소를 지으며 대답하였다.

"활을 만들자면 계속 궁장이 필요하지만, 천하를 다스리는 데는 천하를 다스리는 장(匠)이 필요한데, 어찌하여 필요 없다는 말인가?"

이 말을 들은 칭키스칸은 매우 기뻐하며, 국가 대사를 맡길 만한 인재는 예루추차이라고 생각하여 그를 중용하였다.

칭키스칸의 대원정 7년이 되었을 때, 성들을 점령하고 계속 서아시아의 아프카니스탄에 도달하였다. 예루추차이는 본국을 떠난 지 오래되어 피로가 누적되어 있었다. 장군과 병사들 누구 하나도 피로하지 않은 사람이 없었고, 고향이 그립고 가족들과도 만나고 싶었다.

예루추차이는 칭키스칸에게 말하였다.

"우리 군이 전쟁을 여러 번 치러 그 위용을 크게 떨쳤지만 모두들 지쳐 있습니다. 그러니 조금이라도 휴식을 취하도록 해주는 것이 좋을 것 같습니다."

그러나 칭키스칸은 휴식이나 회군할 생각이 전혀 없었다.

"아니다, 인도로 가서 점령하자."

그때는 아주 무더운 여름날이라 남으로 향해 진군을 하니 사병들의 사기는 떨어질 때로 떨어졌고, 피로하여 땀이 끊임없이 흘러내렸다. 인도 강에 도착하니 수증기가 하늘을 덮어 앞이 보이지 않을 정도였다.

사병들은 강이 보이자 물을 마시기 위해 말에서 내렸다. 강물은 강렬한 열기에 마치 끓는 물처럼 뜨뜻했다. 그러자 사병들은 얼굴을 찡그리며 마시던 물을 토해 내고 불평을 늘어놓기 시작했다.

"하루빨리 고향에 가고 싶구나!"

"마누라도 보고 싶고, 자식들도…."

예루추차이는 사병들이 고향에 가고 싶어하는 마음을 알고 생각 끝에 그날 밤에 짐승의 신 '각단(角端)'이 나타나 "대왕은 빨리 돌아오라"고 말했다며 거짓 소문을 퍼트렸다.

소문을 들은 칭키스칸이 그제서야 회군하도록 명령하였다. 대군은 서하(西夏)를 진공하였던 길을 따라 돌아오는 길에 영주(靈州)를 점령하였다.

사병들은 이른 새벽에 길을 떠나 오랜 동안 황량한 사막을 행군하여 영주를 점령하였다. 전쟁에 승리한 기쁨과 고향으로 돌아간다는 생각에 모든 사병들은 취하도록 술을 마시거나 여자를 겁탈하거나 금은 보화를 탈취하였다. 그러나 예루추차이만은 혼란한 가운데도 그곳의 약재인 대황(大黃)에 관심을 가졌다.

"이 약재를 모아서 수집해 놓아라"

예루추차이는 이렇게 앞을 내다보고 대황과 서적을 구하는 데 몰두했다. 그 소식이 장수들에게 알려지자 여인을 끼고 술 마시던 장군들은 콧방귀를 뀌며 웃었다.

"계집과 술을 싫어하는 사람도 있군!"

"아냐! 그는 책벌레라 그럴 거야."

비아냥거리는 장군들은 한 마디씩 하였다.

"대황이라는 약재를 수집한다며?"

"자네들도 알지만 대황의 맛은 써서 아무리 배가 고파도 먹지 못해! 그리고 사는 사람도 없어서 돈이 되지도 않지?"

"그래, 아마 대황이 노란색이라 황금으로 착각했나봐! 하하하!"

당연히 이런 이야기들이 예루추차이의 귀에도 들어갔지만 그는 씁쓸하게 웃고 한숨을 쉬었다. 그는 대황이 황금과 같이 값어치가 있다고 생각하고 있었다.

"그래! 대황의 약효를 아직 몰라서 그래…."

오래 되지 않아 군사들은 걸어서 고향을 향해서 행군을 했다. 어떤 장수는 강탈한 계집과 금은보화를 말에 싣고 기뻐하며 행군하였으나 예루추차이는 말에 대황만 싣고 행군하였다.

다른 장군들은 대황의 냄새가 향기롭지도 않고 이상한 맛이라 예루추차이와 멀리 떨어져 행군하였고, 대황을 어쩔 수 없이 실은 사병은 대황의 이상한 냄새를 맡으며 묵묵히 걸어가야만 했다.

'재수 없게 대황 냄새를 맡으며 가야 하다니!'

군대의 사병들은 오랜 전쟁으로 인해 체질이 허약해진 데다 더욱이 노숙을 하게 되고, 남방의 여름 더위와 서북 고원의 차가운 바람에 신체를 상하게 되었다. 또 영주에서의 무절제한 생활로 병이 발생하기도 하였다.

마침내 사병이 쓰러지기 시작하더니 나중에는 수효가 점점 늘어나 백 명이나 넘게 쓰러지게 되었다. 쓰러지는 사병들은 점점 더 생겼고, 전염병처럼 퍼졌다. 그러나 이상하게도 대황을 운반하는 사병만은 쓰러지지 않았다. 큰소리치던 장수도 쓰러져서 숨이 넘어가고, 모든 사병이 속수무책이었다. 죽음 앞에서는 금은보화도 아무 소용이 없었다.

칭키스칸의 마음도 점점 조급해졌다. 승승장구하던 전사들이 모두 사망한다면 6~7년의 대원정이 하루 아침에 무너지는 것은 당연지사이고, 마침내는 자신이 이룩한 왕조(王朝)도 멸망할 위험에 처했기 때문이다.

이렇게 군사들이 쓰러진다면 천만 명의 백성에 관한 문제이며, 나라의 생사존망이 달려 있었다. 칭키스칸이 고심하던 있던 차에 예루추차이가 말을 하였다.

"대왕! 걱정하시지 마십시오."

"어찌 걱정이 안 되는가? 우리의 존폐가 달려 있는데…."

"대왕! 바로 이것이면 문제가 해결됩니다."

"뭐, 이 대황이…."

예루추차이가 모든 군사에게 대황을 끓여서 마시게 하였다. 온역(瘟

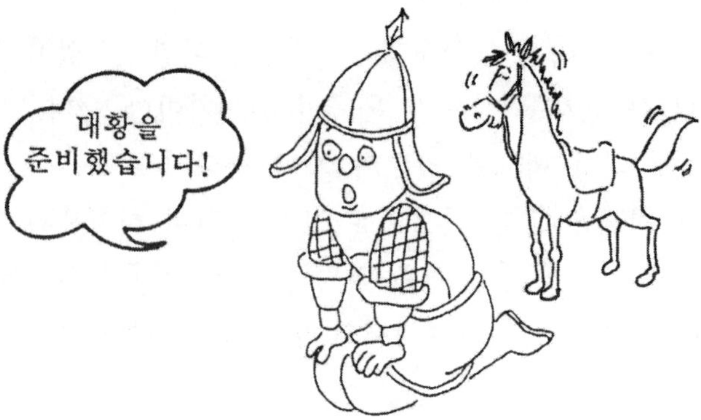

疫)을 앓고 있던 수많은 군사들의 건강이 점차 회복하였다. 전에 예루추차이를 비웃던 장수들도 부끄러워 어찌할 바를 몰랐다.

결국 대황이라는 한 가지 약초로 군사들의 생명들을 구하게 되었다. 그들은 고향으로 돌아갔고, 예루추차이를 비웃던 장수들은 그의 숙소에 들어가 잘못을 뉘우쳤다.

"대황은 과연 신약(神藥)이다!"

그들은 예루추차이의 탁월한 식견을 칭송하였다. 칭키스칸은 매우 기뻐하며 이들에게 말하였다.

"예루추차이는 정말로 하느님이 우리에게 주신 뛰어난 인재(良才)다!"

칭키스칸은 예루추차이의 그간의 공로를 극찬하며, 중서령(中書令)의 관직을 수여했다. 중서령은 일찍이 한(漢)나라 때 사마천(司馬遷)이 직무하였던 관직이다.

당(唐)나라 때는 황제가 특별한 인재 외에는 중서령의 직책을 주지 않았다. 원(元)나라 때 예루추차이가 처음으로 중서령에 임명되어 관직의 권위는 더욱 중요시 되었고, 실제적으로 그의 위치는 '일인지하(一人之下) 만인지상(萬人之上)'의 위치에 있었다.

그는 서정(西征)의 대군을 대황으로 치료하여 전쟁을 승리로 이끌었고, 그의 공로는 만인의 추앙을 받았다. 오래 되지 않아 칭키스칸은 1227년 임종 전에 아들 태종(太宗)인 워꿔타이(窩闊台)에게 이렇게 유언했다.

"예루추차이는 하늘이 우리 가문에 준 양재(良才)이다. 그에게 군사 전권을 맡겨라!"

예루추차이는 그 후에도 원(元)나라를 위하여 수차례 공을 세웠고, 태종(太宗)이 정권을 잡을 때까지 줄곧 30년 간 관직에 있었다. 일본의 몽고사 전문가인 고바야시 고시로(小林高四郎)는 그를 가리켜 이렇게 말했다.

"몽고 왕조에 예루추차이의 공적과 영향력은 지금껏 써온 말로는 부족하다."

예루추차이는 55세에 별세하였다. 이에 조정 뿐만 아니라 모든 사람이 비통해 하였으며, 대황으로 구원되었던 군사들은 더욱 애도하였다. 그의 공적으로 대황을 빼놓을 수 없다.

대황은 귀한 한약재이다. 대황에는 Chrysophanol, Rheic acid, Emodin이 함유되어 포도구균, 용혈성연구균, 탄저균 등을 퇴치하고, 변비에 효과가 있다. 또한 출혈증에 쓰이고, 눈이 붓거나 목이 아프거나 잇몸이 아플 때도 쓰인다. 십이지장궤양, 만성위염에도 쓰이며, 부인들의 어혈로 인한 폐경에도 좋다.

자궁의 물혹에도 효과를 보며 Rheic acid, Emodin은 melanotic cancer(melanoma)와 복수암(ascites carcinoma), 유선암(mammary cancer)을 억제하는 작용이 있다. 혈압을 떨어뜨리고 혈관을 확장해주며, 콜레스테롤을 저하시킨다. 골수의 혈소판을 만드는 작용을 촉진시키며, 췌장의 인슐린 분비도 촉진시킨다. 특히 노화방지 작용과 건위(健胃) 작용을 해준다.

6 영춘화(迎春花)

옛날 대지가 홍수로 범람하여 농가가 침수되고, 백성들은 산으로 몰려 산 정상까지 올라오게 되었다. 배고픔과 추위가 몰아 닥쳐 고생하였다. 춘하추동 사계절도 분간을 못할 지경이었다.

그때 순(舜)이라는 제왕이 있었다. 순은 대신들에게 치수(治水)를 하도록 명령하였다. 몇 년 동안 치수를 하여 물은 점점 빠져 나갔다. 그 후, 순의 아들인 우(禹)가 아버지의 뜻을 계승받아 치수를 담당하게 되었다. 우는 사람들을 데리고 수로(水路)를 찾아 나섰다가 진흙으로 산을 이룬 곳에서 우연히 한 여자를 만나게 되었다. 이 여자는 그들에게 밥을 지어 주는 일을 했다.

"제가 수원지(水源池)를 알려 드리죠."

우(禹)는 여자의 아름다움에 감격하였고, 그 여자도 우를 사랑하게 되었다. 그들은 많은 사람들의 축복 속에서 백년가약을 약속했다.

우(禹)는 물의 범람을 평정하게 되어, 마침내 그들은 이별을 하게 되었고, 우는 이별하는 날 산허리를 넘다가 여자에게 말하였다.

"지금은 우리가 헤어지지만, 나는 무고한 백성들이 고생하는 것을 원치 않소. 천하의 백성을 위하기로 결심을 했소. 그래서 가야 되오."

여자는 눈물을 흘리면서 우를 보며 입을 열었다.

"가세요! 당신을 기다리겠어요. 당신이 치수(治水)를 성공할 때까지 여기서 당신만을 기다리겠어요."

우(禹)는 감동하여 이내 눈물이 고였다. 그는 허리에 감은 가시넝쿨을 풀어 기념으로 그녀에게 주었다. 그녀는 가시넝쿨을 만지며 우에게 말했다.

"어서 가세요. 나는 이곳에서 이 넝쿨이 꽃이 피고, 홍수가 물러가고, 백성들이 안정되어 당신과 다시 만나기를 기다리겠어요."

우(禹)는 사랑하는 여인과 이별하고 아홉 개의 고을을 다니며 갖은 고생 끝에 강과 같은 수로(水路)를 팠다.

몇 년이 지나 강과 하구가 잘 정돈되어 물이 잘 소통되었다. 홍수가 거듭되어도 치수는 성공하여 농작물은 잘 자랐고, 대지에 만물이 돌아와 백성은 편안히 지낼 수 있게 되었다.

마침내 우(禹)는 밤낮을 쉬지 않고 사랑하는 여자를 만나기 위해 단숨에 달려갔다. 그가 그토록 사랑하던 여자와 헤어질 때 심어 놓은 넝쿨이 저 멀리에 보였다. 기쁜 마음에 소리를 지르며 산고개로 올라왔지만 여자는 돌 형상이 되어 있었다.

우와 헤어진 여자는 매일 고갯마루에 서서 바람이 불거나 비가 와도 그를 기다렸다. 치수를 잘 하여 수해자가 없다는 소식은 들었지만, 여자는 우의 이름도 불러 보지 못한 채 그 자리에 쓰러졌다. 후에 그 자리에 여자는 돌 형상으로 바뀌었고, 여자의 손에 있던 가시넝쿨은 나뭇가지로 변해 있었다.

우가 마침내 여인에게 돌아왔지만 이미 싸늘하게 변한 석상(石像)만 남아 있었다. 우(禹)는 죽은 여인을 생각하며 흘린 눈물이 나뭇가지에 떨어지자 황금색의 꽃이 피어나기 시작하였다.

사람들은 하늘의 옥황상제가 여인의 충절한 애정을 보고 꽃으로 피어나게 했다고 한다. 우(禹)는 그 꽃을 보고 '영춘화(迎春化)'라고 이름을 지었다. 영춘화는 신이화(辛夷花) 또는 목련꽃을 말한다.

목련꽃 봉오리를 끓여서 복용하면 코의 알러지와 축농증에 매우 유효한 약재가 된다.

7 황토탕

전을(錢乙)은 송(宋)나라 때의 유명한 소아과 의원이다. 저서로는 『소아약증직결(小兒藥證直訣)』이 있다. 그는 소아과의 의성(醫聖)으로 추앙을 받았다.

한림원(翰林院)은 국사 편수, 경서, 진강(進講), 근칙작성, 황제 자문 등의 역할을 담당하는 곳인데, 이곳의 시의(侍醫)가 한림의관(翰林醫官)이다. 전을은 한림의관으로 지낸 적이 있다.

송(宋)나라 신종(神宗)의 황태자가 별안간 병에 걸렸다. 허다한 명의를 초청해 치료했지만 나아지는 기색이 없었다. 병은 점점 더 심해졌고 급기야는 근육에 경련이 일기까지 했다. 황제의 마음은 조급해졌다. 이때 황제에게 한 신하가 전을을 추천했다.

"전하, 전을 의원의 명성이 높다 하옵니다. 그를 초빙하여 황태자의 병을 치료하기를 아뢥니다."

전을이 궁내로 초빙되었다. 황제는 그를 보고 마음이 내키지가 않았다. 몸은 바짝 마르고 외모도 출중하지 않아 실망했지만, 아들의 병을 보게 하였다. 전을은 이에 아랑곳하지 않고 유유자적하고 태연하게 진찰하고 처방을 썼다.

'황토탕(黃土湯)'

황제는 전을이 가뜩이나 마음에 안 들었는데 처방을 보니 화가 났다. 황토는 흙을 의미하기에 황제는 대단히 화가 나 소리쳤다.

"너무 방자하구나. 도대체 황토를 약에다 어찌하여 넣는다는 거냐?"

화가 난 황제에게 전을은 미리 생각해 둔 대답을 거침없이 하였다.

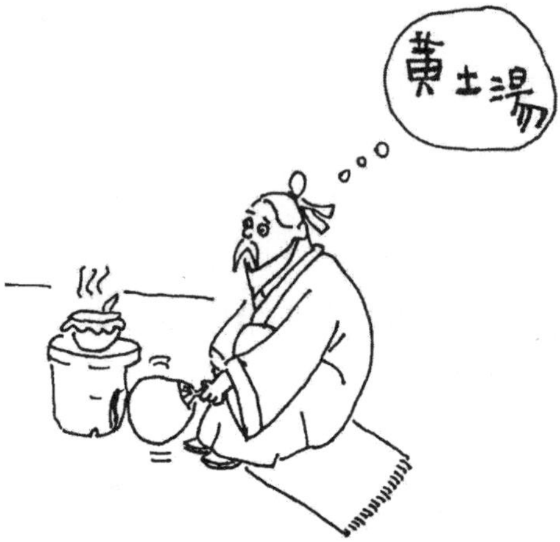

"제가 진단한 결과 황태자의 병은 신(腎)에 있습니다. 이것은 한의학의 오행원리에 의거하여 신(腎)은 북방(北方)의 수(水)를 의미합니다. 토(土)는 수(水)를 극(克)하기에 당연히 황토(黃土)를 써야 합니다."

황제 신종(神宗)은 그의 말에 수긍이 가는지 머리를 끄덕였다. 심중의 의심은 조금 가셨다. 바로 이때 황태자가 경련을 하기 시작했다. 옆에 있던 황후가 재촉하여 탕을 올리게 하였다.

"경성(京城)에서 전을 의원은 매우 유명하고, 그의 진단은 확실하니 황제께서는 우려하실 필요가 전혀 없습니다."

황제는 사람을 시켜 부뚜막에서 오랫동안 불에 그을린 흙을 탕약에 넣어 끓인 것을 황태자에게 복용시켰더니 과연 경련이 멎었다. 두 첩을 먹으니 황태자의 병이 완전히 나았다.

그제서야 황제는 전을 의원의 의술을 믿고 그를 한림의관(翰林醫官)으로 임명하였다. 한림의관은 매우 영광스런 태의승(太醫丞)을 말한다.

8 소맥, 대맥, 교맥

옛날에 세 자매가 있었는데 이름이 소맥(小麥), 대맥(大麥), 교맥(蕎麥)이었다. 첫째 딸 소맥의 어머니가 세상을 떠나자 그의 아버지는 재혼을 하여, 일 년 뒤에 대맥이 출생하였고, 그 이듬해에 교맥이 출생하였다. 대맥과 교맥을 낳은 새엄마는 전처의 소생인 소맥을 학대하였다. 소맥에게는 좋은 옷은 입히지 않았고, 좋은 음식도 주지 않아 성장이 잘 안 되어 소맥의 몸은 점차 말라갔다.

새엄마는 자신의 딸들인 대맥과 교맥은 매우 사랑하며, 좋은 옷과 좋은 음식으로 그들을 키웠다. 대맥은 몸이 건강하게 자랐고, 막내인 교맥은 붉은 바지와 초록색 버선과 꽃무늬가 있는 모자로 예쁘게 키웠다. 새엄마의 눈에 항상 거슬렸던 소맥은 그의 소원대로 빨리 죽어 세상을 떠나고 말았다.

그 해의 양력 9월은 날씨가 매우 추웠는데 북풍이 불기 시작했고, 땅에는 서리가 빨리 내렸다. 그리고 날이 몹시 추운 어느 날, 새엄마도 소맥을 따라 세상을 떠났다. 새엄마는 죽는 순간에도 두 딸이 걱정되었다.

"내가 죽으면 누가 대맥과 교맥을 챙겨 주나?"

마침내 세월이 흘러 대맥과 교맥도 죽어 땅에 묻히게 되었다. 땅 속에서도 소맥이 묻혀 있던 언덕은 매우 추웠지만, 새엄마는 자신의 딸들인 대맥과 교맥만이 걱정되었다.

"애들아! 따뜻하게 이불을 덮어라"

바로 그때 하늘에서 눈이 내리기 시작하였다.

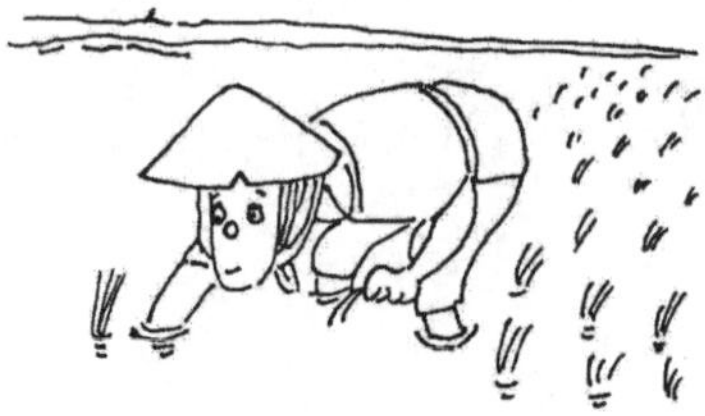

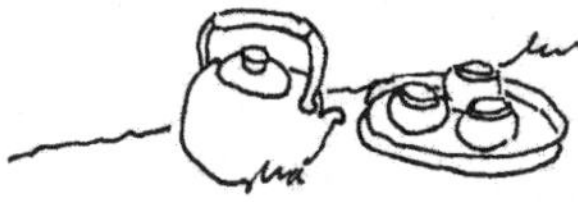

소맥(小麥)은 추운 겨울을 참고 견디어 봄에 기어 나왔다. 따라서 크게 자라 성숙하게 되었고, 얼굴을 문질러 보니 하얗고 향기가 나며, 또한 먹기 좋게 자랐다.

3월에 날씨가 따뜻하여 꽃이 피어날 때 대맥(大麥)이 나왔고, 여름에 비가 와서 영향 공급이 잘 안 되고 갈증이 있을 때 교맥(蕎麥)이 나왔다. 교맥은 죽지 않고 고통을 잘 이겨 내어 잘 자라났다. 숙성된 후에는 갈아서 면을 만들었지만 까맣기 때문에 먹기에는 적합하지 않았다.

소맥(小麥)은 밀이고, 대맥(大麥)은 보리며, 교맥(蕎麥)은 메밀이다.

9 우황청심환

우리나라에 맨 처음 등장한 약국은 1910년 서울 종로 3가의 인수당 약국(仁壽堂藥局)이었다. 약국의 주인은 유세환(劉世煥)이라는 사람이었다. 그는 구한국 시대의 한국인 약사로 동경 약학대학을 졸업한 후 1904년에 의학교 교관에 임명되었다. 육군의 이등 약제관이었다가 1906년에 일등 약제관이 되어 한국인 약학 지망생과 의학도들에게 약학을 가르쳤다.

유세환은 약국을 개업할 때 간판에 처방조제라고 표시하여 약사가 개업한 약국임을 은근히 내세웠다. 그의 약국에서 취급했던 약제로는 설파제를 비롯한 유산균제재, 옥도정기 등 약전약이 대부분이었다. 여기에 국산 매약으로는 활명수, 팔보단, 영시환, 고약 등이 있었고, 일본 매약으로는 인단, 용각산 등이 있었다. 그리고 우황청심환이 있었는데, 이 약은 이윤이 가장 많이 남았다.

"이 우황청심환은 죽어가는 사람도 살립니다."

실제로 죽어가는 사람에게 우황청심환을 물에 풀어 먹였더니 생명이 연장되었던 귀한 한약이다.

"집안에 이 약을 상비약으로 가지고 있으면 좋습니다."

우황청심환은 기사회생하고 고귀한 약이라 해서 고급스럽게 만들어진 오동나무 상자에 넣어 팔았다. 이 약은 에누리 없이 팔았다. 소매가가 3원이었는데, 이윤은 1원 50전으로 5할이나 남았다. 당시 쌀 한 가마 가격이 7원 정도였고, 웬만한 약방의 하루 매상액은 3원 정도였다. 유세환은 인수당 개업 7년 후에 사망했다.

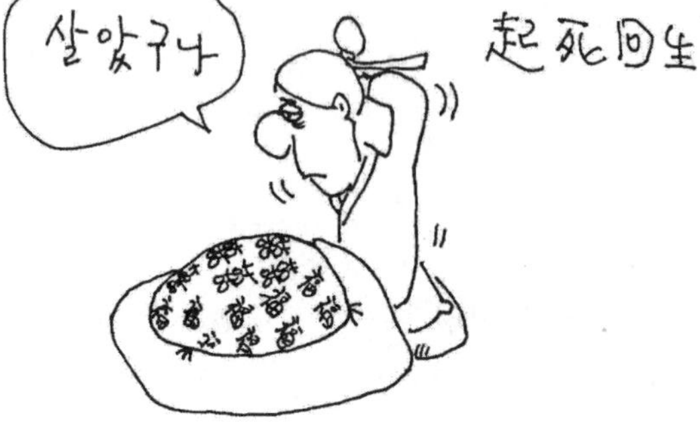

우황청심환의 주원료인 우황은 소의 담낭 결석으로 생긴 것이다. 담낭 결석에 걸린 소는 소변을 볼 때 아파서 소리를 지르고, 소변 색이 누렇다. 이런 원리를 알고 있는 한의사들은 담낭 결석에 걸린 소를 싼 가격에 사다가 우황을 채취하여 한약재로 사용하였다.

우황은 노란색으로 성미(性味, 성질과 맛)는 고(苦, 쓰고), 량(涼, 차갑고)하고, 귀경(歸經)은 간(肝)과 심(心) 경락으로 들어간다. 몸에 경락이 있는데, 경락으로 귀속되는 것을 귀경이라고 한다. 즉 약효가 경락으로 영향을 미치는 것을 말한다.

효능은 청열해독(淸熱解毒), 식풍지경(熄風止痙), 화담개규(化痰開竅)한다. 즉 열을 식혀 주며 해독해 준다. 또한 경기를 멎게 하고, 몸에 생기는 풍(風)과 담을 없애 준다. 그리고 몸 안의 구멍을 열어주어 기혈이 잘 돌게 한다. 몸에는 아홉 개의 구멍이 있는데, 이를 구규(九竅)라고 한다. 즉 눈, 코, 입, 귀, 전음(前陰·요도)과 후음(後陰·항문) 이렇게 아홉 개의 구멍이다.

옛부터 조선의 우황이 좋다고 소문이 나서 중국에서는 조선까지 와서 우황을 구입해 가곤 했다.

10 자정단(紫精丹)의 유래

왕모(王母)는 천을 짜는 여인인 직녀(織女)를 방에 가두어 놓고 아침저녁으로 천을 짜게 하여 직녀가 비단을 다 짜면 하늘 병사 두 명을 파견하여 빼앗아 가도록 했다.

하늘 병사들이 얇은 비단을 하늘에 걸어 둔 것이 우리들이 보는 아침과 저녁에 보는 노을이었다.

직녀의 창백한 얼굴과 슬피 우는 모습을 본 하늘 병사는 마음이 약해지고 불쌍한 생각이 들어 직녀에게 말을 걸었다.

"왜 온종일 눈물을 흘리고, 얼굴이 그렇게 안됐는가?"

"저는 견우와 부부의 인연을 맺었는데, 왕모에게 징벌을 받아 온종일 천을 짜게 되었습니다. 그리고 최근 들어서는 몸도 점점 약해져서 그렇습니다."

이어서 말을 이었다.

"칠석(七夕)이 가까이 오는데, 오작(烏鵲)님이 우리를 위해 오작교를 놓지만, 지금 몸의 상태로는 다리를 건너지도 못할 것 같습니다."

하늘 병사는 동정심이 생겨 하늘의 왕인 태상노군(太上老君)의 연단방(煉丹房)에 몰래 침입하여 태상노군의 알약을 훔쳐서 직녀에게 갖다 주었다. 직녀는 그 약을 먹고 낯이 붉어지고 힘이 생겨 몸이 회복되었다.

드디어 칠석날 직녀는 은하수에 있는 오작교를 힘 있게 걸어가 견우와 다시 만나서 영원히 같이 살게 되었다.

왕모(王母)는 이 소식을 듣고 매우 화가 났지만, 그동안 직녀를 못

살게 군 것이 생각나 보복하지 않았다. 왕모는 또 다른 두 직녀를 파견하여 천을 계속 짜도록 하였다.

하늘 병사가 직녀에게 준 알약은 전설에 의하면 양음보혈(養陰補血)하는 '자정단(紫精丹)'이라고 한다.

자정단은 유황(硫黃)과 철분을 제련하여 만든 단약(丹藥)이다. 검고 회색의 환약으로 재질이 무겁고 금속 고유의 특성이 있다. 물과 술에는 용해가 안 되고 식초에만 용해가 되어 ferric salt와 hydrogen sulfide이 만들어진다.

이 약은 공기중에 열과 만나면 산화가 되어 ferrous sulfate가 되며, 강한 열을 가한 후에는 sulfur dioxide나 ferric oxide가 된다. 이것의 주요 성분은 ferrous sulfide이다. 성미(性味)는 무독(無毒)이나 이것을 많이 먹으면 위벽에 자극을 주어 구토를 일으키고, 흉부가 불편해지는 등의 증상이 생긴다.

자정단은 혈색소의 숫자를 증가시키고 혈구(血球) 생성을 촉진한다. 한의학에서는 양음보혈(養陰補血), 온난신양(溫暖腎陽), 강장신체(强壯身體)에 효과가 있고, 허한적취(虛寒積聚)를 치료하며, 난제복(暖臍腹), 지냉통(止冷痛)한다. 즉 피를 잘 생기게 하며 보한다. 또 신장을 따뜻하게 하며, 몸이 차가운 증상이나 적취(積聚・덩어리)를 치료한다.

매번 공복시 차(茶)나 술과 같이 먹으며, 매일 5알씩 먹는다. 옛 고서에 기재된 자정단은 일종의 ferrous sulfate의 환제(丸劑)로, 가열 후에 생기는 ferrous sulfide는 보혈강장(補血强壯) 작용을 한다.

11 우여량(禹余粮)

옛날에 아주 가난한 시골 마을이 있었다. 그곳에 일 년 내내 유행성 이질(痢疾)이 발생되어 남자들의 얼굴색은 모두가 누렇게 떠있고, 살이 빠져 힘이 없고 일도 못하고 있었다. 또한 여인들은 모두 아이를 낳지 못해 마을이 회멸(灰滅) 지경에 이르렀다.

마을의 이런 환경을 견디지 못한 한 청년은 마을을 떠나 좋은 약을 구하기로 결심하였다. 마을을 떠나기 전에 사람들에게 그가 말했다.

“여러분, 제가 마을을 떠나 질병을 퇴치할 약을 구해 오겠습니다. 만약 좋은 약초나 방법을 찾지 못하면 객지에서 죽을 각오를 하겠습니다.”

청년은 마을 사람들과 이별을 한 후 약초를 구하기 위해 끊임없이 길을 걸었다. 마침내 그가 한적한 산골로 들어섰다. 이 작은 산골은 별천지였다. 산등성이에는 국화가 만발하고, 공기도 맑고, 산에서 흘러내려온 물이 작은 연못을 형성하고 있었다. 풀이 무성한 산비탈을 보니 연기가 모락모락 피어오르고 있었다. 그곳에 조그맣고 평온한 촌락이 있었다.

그 촌락의 남자들은 모두가 건강하고 힘차 보였으며, 여인들도 피부에 윤기가 있어 건강해 보였다. 아이들 역시 뛰어 노는 모습이 건강해 보였다. 이곳 사람들은 다른 곳의 사람이 한번도 들어온 적이 없어 청년이 생소하고 이상하게 느껴졌지만 자신들을 소개했다.

“우리의 선조는 우(禹)이고 우리들은 우왕의 후손입니다. 우왕이 치수(治水)를 할 때 아름다운 이곳을 발견해 우리들이 정착하고 살게 되었습니다. 그런데 댁은 우리 마을에 어찌하여 왔소?"

청년은 자신의 마을에 처한 비참한 사정을 그들에게 설명하고, 그곳 사람들에게 물었다.

"당신들의 몸은 어찌하여 이렇게 튼튼하고 건강합니까?"

"옛날에 우(禹)왕이 꿈을 꾸었는데, 만약 후에 온역(瘟疫)이 돌거나 자손 후대가 홍왕(興旺)하지 못하면 산에 있는 연못에서 황토(黃土)를 파내어 복용하라고 하셨습니다."

"어떤 황토입니까?"

"그 황토는 보통 흙과 달리 깨끗한 수액(水液)과 토지(土地)의 정기(精氣)가 결합하여 만들어진 것으로 인체에 효력이 있습니다."

청년은 이 말을 듣고 크게 기뻐하며 그 황토를 얻어갈 수 있도록 부탁하였다. 마을 사람들은 청년이 황토를 가져가도록 승낙해 주었고, 청년은 황토를 한 주머니 걸머지고 자신의 마을로 돌아갔다.

마을 사람들은 청년이 달랑 황토만 가지고 오자 크게 실망하였다. 그러나 청년은 전혀 개의치 않고 남자들에게 황토를 달여서 마시게 하고, 여인들에게는 황토를 환(丸)으로 만들어 먹였다.

마을 사람들은 반신반의하면서 청년이 하라는 대로 하였다. 황토가

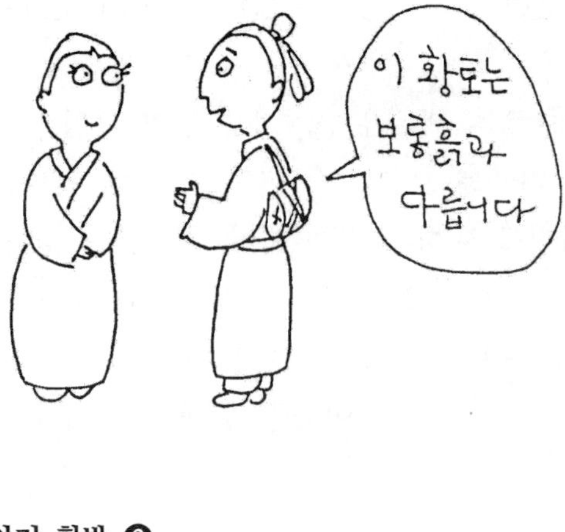

절반 가량 남았을 때 남자들의 신체는 건강해졌고, 여인들의 몸도 회복되었다. 그리하여 마을 사람들의 질병이 없어지고 건강해졌다. 몸이 건강해져 수확도 많이 거두니 집집마다 양식이 여유 있게 되었다.

마을 사람들은 남아 있던 황토 반자루를 마을 사당에 봉하여 가장 귀한 위치에 놓았다. 이 흙은 우(禹)의 후대가 증송(增送)하여 주었고, 이 흙이 있었기에 마을이 부유하고 식량이 여유가 있게 되었다 하여 사람들은 이 흙을 '우여량(禹余粮)'이라고 불렀다.

우여량은 여량석(余粮石)이라고 하는 광물질로서 철분이 포함되어 있다. 습기가 있는 택지나 사면이 조그만 산의 계곡에서 채집할 수 있다. 우여량은 일반적으로 수렴(收斂), 지사(止瀉) 작용이 있다. 설사를 멎게 하고, 지혈(止血)과 보혈(補血)하는 작용이 있다. 또 빈혈로 안색이 창백하고, 위장 출혈과 오래된 이질로 인한 탈항, 붕루, 음허대하(陰虛帶下)를 치료한다.

12 고반(枯礬)

당(唐)나라 때 삼장법사가 인도에 가서 불경을 가지고 돌아왔을 때 백용마(白龍馬)는 선계(仙界) 생활에 권태를 느꼈다. 그는 인간사회에서 선행을 하기로 결심하고 백성을 위해 좋은 일을 하고자 하였다.

그리하여 백용마는 얼굴이 하얀 서생(書生)으로 변신하였다. 그는 하얀 옷과 하얀 모자를 쓰고, 가난하고 물이 좋지 않은 곳에 정착해 조그마한 약방을 열었다. 약방의 이름을 「백용당(白龍堂)」이라 하였다. 백용마인 소백용이 차린 한약방은 말만 약방이지 소백용(小白龍)은 돈이 없는 사람은 무료로 봐주고, 또 많은 약들도 거저 주었다.

소백용은 이곳에 오자마자 사람들이 마시는 우물과 개천에 하얀색의 선약(仙藥)을 뿌렸다. 선약을 뿌리니 우물과 개천이 깨끗해져 백성들이 이 물을 마시자 몸이 건강해지고 혈색도 좋아졌다. 이 물로 몸을 씻으면 피부도 좋아지고 부스럼이 생기지 않았다.

소백용은 환자를 보는 법이 특이했는데, 그가 선약을 부수어 가열하면 선약이 즙(汁)으로 변하는 것은 물론이고, 연기가 돌면 덩어리가 되고, 또 부수면 가루가 되었다. 이것이 산제(散劑 · 가루약)이고, 또 다른 가루약을 비벼서 오동나무 열매로 환제(丸劑)를 만들었다.

불결한 음식이나 찬 음식을 먹고 배탈이 난 환자에게는 환제로 치료하였다. 때에 따라서 생강물이나 감초물을 같이 복용시켰고, 어떤 때는 쌀죽을 같이 복용시켰다. 환제 20～30알을 복용하고 나면 효과가 있었다.

어느 환자가 환제와 같이 복용하는 것이 궁금하여 물었다.

"환약을 복용할 때 생강물, 감초물, 쌀죽을 그때 그때 다르게 복용시키는 이유는 무엇인가요? 사람마다 체질이 다르기 때문인가요?"

의원은 웃으면서 신비스럽게 답했다.

"하늘의 비밀을 어떻게 세상에 폭로하겠는가?"

사람들은 더 이상 묻지 않았다.

어떤 부인이 어린아이를 안고 병을 보이러 왔다. 그 아이의 귀에서는 고름이 나고, 아주 고약한 냄새도 나고 더러웠다. 옆에 있던 사람들이 아이를 보고 한 마디씩 거들었다.

"병이 고치기 참 힘들겠어!"

백용마 선생은 아이의 귀 속의 고름을 깨끗이 씻어내고 가루약을 귀 속에 넣은 다음 주문을 외웠다. 조금 후 어린아이의 두 쪽 귀는 모두 말끔하게 나았다. 그 후부터 백용마 선생의 이름은 점점 더 알려지고 명성이 더욱더 높아져 갔다. 그는 인간 세상에 만족하여 다시는 선계(仙界)로 돌아가지 않기로 마음먹었다.

하루는 저팔계(豬八戒)가 와서 간청을 하였다.

"손오공이 오랫동안 머리에 긴고(緊箍・손오공 머리띠)를 써서 머리가 조이고 아파 유명한 의원을 청하여 치료했지만 효과를 보지 못

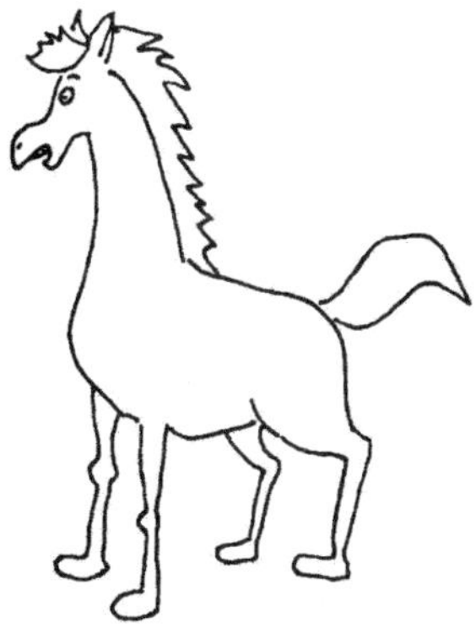

못하였습니다. 치료해 주세요"

소백용은 이 말을 듣고 백용마로 변신하여 저팔계를 따라가 손오공의 두통을 치료해 주었다.

마을 사람들은 명의가 원래 백용(白龍)이라는 것을 나중에야 알게 되었다. 백용을 기념하기 위해 백용이 남기고 간 단제(丹劑)를 「백용단(白龍丹)」이라고 하였고, 백용이 남기고 간 가루약을 「백용산(白龍散)」이라고 하였다.

현대 한의학으로 이 백용단과 백용산을 분석해 보면 주요 성분이 고반(古班)이었다. 고반은 외명반(煨明礬) 또는 자백반(炙白礬)이라 하였고, 백반을 가열하면 결정수(結晶水)의 구운 제품으로 탈바꿈한다.

고반은 살균, 방부, 수렴(收斂), 지혈(止血), 지사(止瀉) 작용을 하며, 창상(創傷), 궤양(潰瘍), 습진(濕疹), 이질, 고름이 생기는 중이염을 치료한다. 고반 1 g, 행인(杏仁) 0.5 g을 가루로 내어 꿀에 버무려 만든 환을 부녀자의 폐경과 월경불순, 혹은 월경 때 덩어리가 나올 경우에 쓰면 효과가 있다.

13 정향(丁香)

정향(丁香)은 오래 된 약초 중의 하나이다. 일찍 북위(北魏)나라의 고사협(賈思勰)이 기원전 533~544년에 쓴 『제민요술(齊民要術)』에는 정향이 정자향(丁子香)으로 기재되어 있고, 남조(南朝)의 도홍경(陶弘景)의 『명의별록(名醫別錄)』에는 계설향(鷄舌香)으로 기재되어 있다. 한(漢)나라의 마왕퇴(馬王堆) 무덤에서 2000여 년 전 서한(西漢) 시대의 시체 손에 정향을 쥐고 있었다고 보도된 적도 있다.

정향의 꽃봉오리가 마치 못과 같은 형상이고, 강렬한 냄새가 나 정자향(丁子香)이라고 하였다가 간략하여 정향(丁香)이라고 한 것이다. 또 정향의 꽃봉오리를 말리면 닭의 혀와 같아 계설향(鷄舌香)이라고도 한다. 당(唐)나라 시인 이상은(李商隱)은 이렇게 말하였다.

> **本是丁香樹** 본시정향수
> **春條結始生** 춘조결시생
>
> (본시 정향나무는 봄에 가지를 치며 산다)

오대남(五代南) 시대의 당주(唐主), 대사인(大詞人) 이욱(李煜)은 귀한 문장을 풍부한 싯귀로 적었다.

> **青鳥不傳雲外信** 청조불전운외신
> **丁香空結雨中愁** 정향공결우중수
>
> (푸른 새는 구름 밖의 소식을 못 전하고
> 정향은 빗속의 시름을 허공에 맺혀 있다)

정향에는 eugenol acid, acetyleugenol 등의 유효 성분이 함유되어 있어 비교적 좋은 진통효과가 있고, 또한 소독과 방부 작용도 한다. 아프리카 동부의 탄자니아(Tanzania)에 면적이 약 900 km의 벤바 섬이라는 곳이 있는데, 이 곳은 정향이 세계 최대로 서식하는 지방이다.

벤바 섬을 '정향의 섬'이라 하여, 그곳에는 정향나무가 360만 그루나 자라고 있어 마치 푸른 물결 같은 망망대해에 녹색 보석이 있는 것처럼 보인다. 탄자니아의 국민들은 정향을 자기의 국화(國花)라고 할 정도이다.

정향은 미(味・맛)가 신(辛・맵고)하고, 성(性・성질)은 온(溫・따뜻함)하며, 기미(氣味)는 방향(芳香) 성질이 있다. 정향은 한사(寒邪, 차가운 기운)로 인한 위통, 구토, 애역(呃逆・딸꾹질), 복통, 설사, 산기통(疝氣痛, 아랫배가 아픔)과 부녀자의 한성(寒性) 월경통에 매우 효과가 있다.

1985년 8월에 『중의잡지』에는 정향을 가루로 내어 붙이면 각선(脚癬)에 효과가 좋다고 보고하였다. 그래서 백여 명의 각선 환자에게 정향을 가루로 내어 붙여 보니 정말 효과가 있었다고 한다. 또 구취 환자에게 정향 1~2개를 입에 물고 있도록 했더니 구취도 없어졌다고 한다.

강소성(江蘇省) 중의학원의 서경번(徐景藩) 교수는 1983년 『절강중의잡지』 5호에 정향으로 치료한 예를 다음과 같이 보고하였다.

① 위통에는 중완(中脘), 양문(粱門) 혈에 정향을 붙인다.
② 간염, 간경화에는 간 부위의 압통점이나 기문(期門), 일월(日月), 장문(章門) 혈에 붙인다.
③ 복창복수(腹脹腹水) 때는 중완(中脘)과 기해(氣海)와 양측의 천추(天樞) 혈에 붙인다.
④ 식도염과 식도기능 장애에는 전중(膻中) 혹은 자궁(紫宮) 혈에

붙인다.

⑤ 만성 담낭염에는 압통점과 우측 양능천(陽陵泉)에 붙인다.

⑥ 요통에는 신유(腎兪), 명문(命門)의 압통점에 붙인다.

⑦ 흉신경통, 늑연골염에는 압통점과 압통점과 상응한 배부(背部)의 유혈(兪穴), 예로 궐음유(厥陰兪), 심유(心兪), 신유(腎兪), 격유(膈兪)에 붙인다고 하였다.

현대 명의인 시금묵(施今墨)은 정향을 『억융선구원내정향화수(憶絨線舊院內丁香花樹)』에서 이렇게 읊었다.

丁香花開今年小　　정향화개금년소
人比去年老多了　　인비거년노다료
年年依舊花自開　　년년의구화자개
道自花不隨人老　　도자화불수인노
花落花開幾度春　　화락화개기도춘
人間往事已前塵　　인간왕사이전진
遙知庭院還如昔　　요지정원환여석
不見當時樹下人　　불견당시수하인

올해에는 정향꽃이 짧게 피며,
인간의 지나간 세월보다 길구나.
매년 꽃은 저절로 피는구나,
꽃은 사람이 늙어 가는 것을 쫓아가지 않는 이치로다.
꽃이 떨어지고 피는 몇 차례의 봄은
인간의 지나간 모든 일들의 이미 전의 속세이다.
아득히 멀리 정원에서 돌아온 것을 아는 것은
마치 오래 된 것 같으며,
당시 정향나무 아래 있는 사람을 못 보는구나.

중국 대륙에서 시금묵 의원은 명성을 떨치는 명의(名醫)라고 모택동(毛澤東)이 말할 정도로 인정을 받았는데, 반동으로 모함을 받아 핍박을 받았다. 다년 간의 의술이 무너지는 그의 심정을 정향꽃을 보며 시(詩)로 나타낸 것이다.

14 삼칠(三七)

삼칠(三七)은 오가피과에 속하지만 원래는 인삼과 같은 종류에 속한다. 이시진(李時珍)은 삼칠의 맛이 인삼과 같아 인삼삼칠(人蔘三七)이라는 이름을 만들었을 정도이다.

삼칠은 넘어졌거나 자동차 사고로 인한 어혈증, 지혈과 통증을 없애는 데 신기할 정도로 효력이 있어 '지혈금불환(止血金不換)'이라는 별명도 있다. 이 말은 지혈하는 데 금과 바꿀 수 없는 귀중한 약재라는 뜻으로, 중국에서 매우 유명한 성약인 운남백약(云南白藥)과 편자황의 주성분이 바로 삼칠이다.

중국에 운남성 문산장족(文山壯族)과 묘족(苗族)의 자치구인 문산현(文山縣)이 있는데, 옛날에는 이곳을 개화현(開化縣)이라고 하였다. 이 곳은 특수한 토질 조건으로 양질의 삼칠을 생산하여 중국 전역에 수천 만근을 공급하였으며, 삼칠의 전체 수요량에 70%를 차지하여 이곳을 삼칠의 마을(三七之鄕)이라고 한다.

옛날에 삼칠선녀가 인간에게 삼칠을 재배하는 방법을 가르쳐 주기 위해 인간사회에 내려왔다. 그러던 어느 날 삼칠선녀가 삼칠을 재배하고 있는데 흉악한 큰 곰이 나타나더니 그녀를 덮치려했다. 그때 묘족의 청년이 나타나 활을 쏴서 곰을 넘어뜨렸다.

"너무나 감사합니다. 하마터면 목숨을 잃을 뻔했습니다."

"어디 다친 데는 없는지요?"

"다친 데는 없습니다. 혹시 성함은…?"

"잡상(卡相)이라고 합니다."

"생명의 은인이십니다. 제가 어떻게 보답을 해야 할지…."

잡상은 가정이 빈궁하여 어머니가 병상에 수년 동안 있어도 돈이 없어 치료하지 못하고 있었다.

"지금 제 어머님이 병환으로 누워 계시지만 가진 것이 없어 의원을 부르지 못하고 있습니다."

삼칠선녀는 생명을 구해준 은혜를 보답하기 위해 잡상에게 말했다.

"뒷산 비탈에 약초가 있습니다. 그 약초의 잎은 마치 내가 입은 긴 치마와 같고, 가지는 허리띠와 같이 생겼습니다. 그 약초가 어머니 병을 치료해 줄 겁니다."

잡상은 그 약초를 캐어 늙은 어머니에게 몇 차례 달여 드렸더니 정말 병이 점점 나아졌다.

그는 삼칠선녀에게 찾아갔다.

"전번 약초가 제 어머니를 살렸습니다. 감사합니다. 그런데 그 약초는 무슨 약초입니까?"

삼칠선녀는 웃으며 말하였다.

"약초를 잘 보세요. 입은 몇 개이고, 가지는 몇 개이던가요?"

약초 줄기는 하나고, 가지는 세 개이며, 잎사귀는 일곱 개였다. 총명한 잡상은 즉시 대답했다.

"삼칠(三七)"

그리하여 삼칠이라는 이름이 전해져 왔다. 삼칠은 '금창요약(金瘡要藥)'이다. 이것은 쇠붙이에 몸이 상할 때, 즉 칼이나 창에 찔리거나 다쳤을 때 귀한 약이라는 뜻이다.

사천(四川) 지방의 심소구(沈紹九) 명의는 『심소구의화(沈紹九醫話)』에 삼칠을 다음과 같이 소개하였다.

삼칠의 미(味)가 인삼과 매우 비슷하여 이 약초가 보기(補氣, 기를 보함)하는 효력이 있으며, 보익(補益)도 하고 어혈(瘀血)을 치료한다고 하였다. 그는 삼칠을 보약으로 쓸 때는 필히 술을 금해야 한다고 그의 경험담을 곁들였다.

삼칠의 효능은 지혈(止血, 피를 멎게 함), 산어(散瘀, 어혈을 풀어줌), 소종(消腫, 단단한 덩어리를 없앰), 정통(定痛, 통증을 없앰)의 효험이 있다. 이시진은 "삼칠은 최근에 남쪽의 군인들에게 금창요약(金瘡要藥)으로 매우 신기하게 치료가 된다"고 하였다.

『본초신편(本草新編)』에는 "삼칠근은 지혈에 신비한 약초이며, 상초, 중초, 하초의 혈(血)에는 무조건 이 한 가지 약으로 효과를 보며, 보혈(補血)·보기(補氣) 약으로도 신기하다"라고 기재되어 있다.

『식약변미(識藥辨微)』에는 "질타손상(跌打損傷)을 치료하며 기사회생시키는 효과가 있으며, 마치 황금과 같은 값어치가 있다"고 하였다. 질타손상은 넘어지거나 매를 맞아 생긴 상처이다.

근대의 명의 장석순(張錫純)의 임상에서 그는 이하선염(볼거리) 환자에게 사용하여 "소염(消炎)·지통(止痛)의 양약(良藥)"이라고 높이 평가하였다.

15 대조탕(大棗湯)

송(宋)나라 때 어느 부인이 몸이 매우 아프고, 이상하게도 우울하고 비애에 잠겨 슬퍼하며, 몸을 가누지 못하는 괴상한 병에 걸려 여러 의원들이 치료하였으나 차도가 없었다.

"도대체 무슨 병이길래 차도가 없나?"

"유명한 명의가 있다고 하는데…."

"누구인가?"

"허숙미(許叔微)라고 들어봤나?"

명의 허숙미(許叔微)를 청하였다. 허숙미 의원은 환자의 맥을 보더니 아무 말 없이 처방을 내렸다. 그가 내린 처방이 바로 대조탕(大棗湯)이었다. 부인은 그동안 많은 약을 복용하였지만 차도가 없었는데 대조탕을 복용하니 몸이 하루가 다르게 회복되었다.

같은 송(宋)나라 때 정호경(程虎卿)의 부인도 병이 났다. 부인은 밤낮으로 우울하고 혼자서 울기도 하며, 간혹 한숨도 쉬고 불안해하는 증상이었다. 남편이 부인에게 말하였다.

"부인, 마음을 즐겁게 가져보시오!"

"그것이 마음대로 되나요. 저도 왜 이런지 모르겠습니다."

"부인, 마치 귀신이라도 씌운 것 같구려!"

부인이 병으로 고생하는 모습을 보다 못해 남편 정호경은 백방으로 수소문하여 여러 의원을 모셨지만 속수무책이었다. 마침내 부인과(婦人科)의 대가인 진자명(陳自明) 의원을 청하게 되었다. 진자명은 환자의 맥을 보더니 척맥(尺脈)이 활맥(滑脈)으로 나왔다.

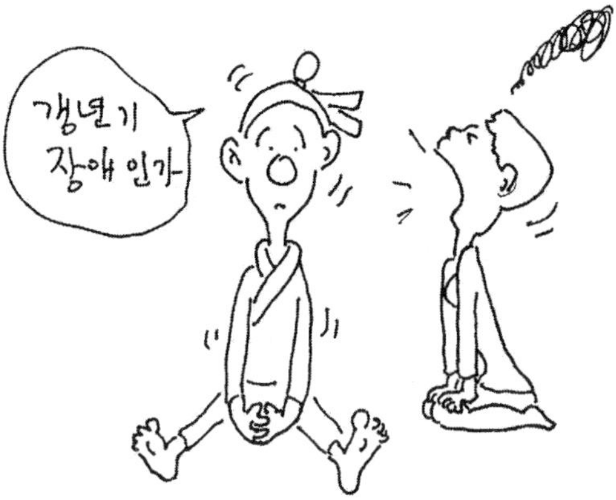

"부인이 지금 임신 중이시죠?"

"의원님, 어찌 맥만 보고 임신 중인지 아시는지요?"

진자명 의원은 다시 맥을 잡았다.

"부인의 병은 장조증(臟燥症)입니다."

"치료가 가능한지요?"

진자명은 남편을 불러서 지시하였다.

"당장 대조탕(大棗湯)을 복용시키십시오."

"대조탕이라니요?"

"원래는 감맥대조탕입니다. 이 처방은 의성(醫聖) 장중경(張仲景) 의원의 처방으로 부인들의 장조증에는 명처방이지요. 감초, 소맥, 대조의 세 가지 약초만 들어가지만 효과는 매우 크지요."

환자는 대조탕을 복용한 후로 몸이 너무나 편해지고 병의 증세들이 싹 가셨다. 근세의 명의 장석순(張錫純)은 대조(大棗 · 대추)로 '익비병(益脾餠)'이라는 떡을 만들어 그 효과를 극찬하였다. 익비병은 비장을 유익하게 하는 떡이라는 뜻이다. 비위습한(脾胃濕寒)과 음식이 맛이 없고, 오랜 설사를 하며 완곡불화(完谷不化)로 현대에서 말하는 단순성 소화불량을 치료한다고 하였다.

익비병의 처방은 생백출, 건강, 계내금을 각각 2냥씩 가루로 만들어, 찐 대추(大棗)와 같이 반죽하여 떡(餠)을 만들어 공복에 복용하는 것이다. 현대 약리 연구 발표에서는 대조는 간을 보호하며, 기력을 증진시켜 만성간염의 환자들에게 좋은 식품이라고 하였다.

한(漢)나라의 장중경 의원은 『상한론』과 『금궤요약』에서 대조를 이용한 58가지의 처방을 만들었다. 장석순은 대조를 이렇게 말하였다.

> 大棗若與生薑幷用　　대조약여생강병용
> 爲調和營衛之妙品　　위조화영위지묘품
>
> 대조와 생강을 같이 사용한다면
> 영기(營氣)와 위기(衛氣)를 조화시키는 데 신묘한 약초이다.

따라서 한약 처방에 대조와 생강을 가미하는 이유가 여기에 있다. 대조(大棗・대추)에는 단백질, 지방, 당류 외에 비타민 A・P・C, 리보플라빈(riboflavin, 성장촉진요소) carotin, 점액질, 인, 철, 칼슘과 같은 여러 종류의 영양이 많이 들어 있다. 대조 500 g에는 비타민 C가 2730 mg이 들어 있고, 사과와 복숭아 보다 100배는 더 들어 있다. 비타민 P도 들어 있어 '여러 가지 과실 중에 머리'라는 뜻으로 「백과지관(百果之冠)」이라고 하였다.

또한 대조는 '천연 비타민 덩어리'라고도 한다. 『명의별록(名醫別錄)』에는 대조를 다음과 같이 소개하였다.

> 大棗補中益氣　　대조보중익기
> 堅志强力　　견지강력
> 久服不饑　　구복불기

중초를 보하고, 기를 유익하게 하며,
의지를 견고하고 튼튼하게 하며,
오래 복용하면 배고픔이 없어진다.

『본초회언(本草匯言)』에도 다음과 같이 기재되어 있다.

此藥甘潤膏凝, 善補陰陽	차약감윤고응, 선보음양
氣血, 津液, 脈絡, 筋肉	기혈, 진액, 맥락, 근육
骨髓, 一切虛損, 無不宜之	골수, 일절허손, 무불의지

16 산사(山楂) 이야기

남송(南宋) 소희년(紹熙年) 때 광종(光宗)이 제일 사랑하는 귀비(貴妃)가 병이 들었다. 광종 왕은 어의(御醫)를 불러들였다.

"빨리 어의를 불러들이도록 하라!"

어의가 진맥을 하였다. 왕비의 증상은 얼굴색이 누렇고, 몸은 말랐으며, 음식 생각이 없었다. 어의는 귀한 약을 만들어 올렸지만 왕비의 병은 도무지 낫지 않았다.

"어찌된 일인가? 조금도 차도가 없으니…."

"…."

이때 광종 왕에게 일개 초개 의원을 추천하였다.

"장방(張榜) 의원을 모시는 것이 어떤지요?"

"그래, 장방 의원을 급히 모시도록 하거라."

광종 왕은 장방(張榜) 의원을 초청하였다. 시골 의원인 장방은 이름도 없으며, 보잘 것 없는 그가 호화찬란한 궁궐로 들어가 왕비의 진맥을 하였다. 진맥 후에 그는 입을 열었다.

"왕비께서는 단지 산사(山楂)와 홍당(紅糖)을 5개 내지 10개를 끓여서 매 식사 전에 드시면 보름 후면 완쾌될 것입니다."

"빨리 산사와 홍당으로 탕제를 끓이도록 하거라."

왕비는 과연 보름 후에 병이 나았다. 후에 홍당과 산사를 끓인 것이 민간에 전해 내려와 '빙당호로(冰糖葫蘆)'라고 불렀다.

산사는 고기를 먹다 체한 데 매우 잘 듣는 요약(要藥, 꼭 필요한 약)으로 되어 있다. 양(梁)나라 때 도홍경(陶弘景)의 『신농본초경집

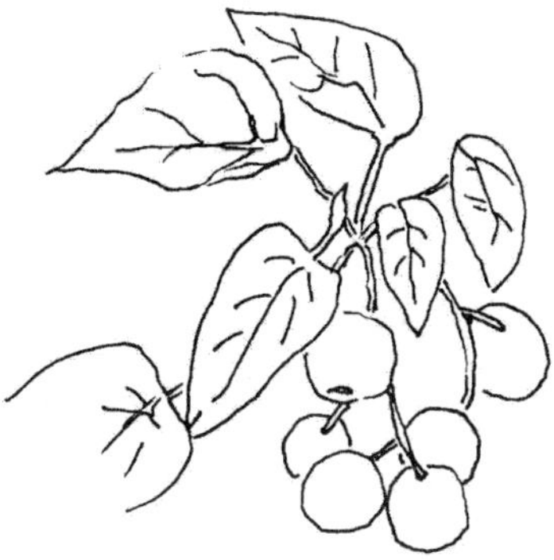

주(神農本草經集注)』와 당(唐)나라 때 『신수본초(新修本草)』에는 산사를 「적과(赤瓜)」라고 하였다. 송(宋)나라 때 『도경본초(圖經本草)』에는 산사가 「당구자(棠梂子)」라고 기재되어 있다. 명(明)나라 이시진(李時珍)은 "적과, 당구, 산사는 같은 것이다(赤瓜, 棠梂, 山楂一物也)"라고 하였다.

산사는 어린아이의 감적(疳積), 소화불량에 매우 좋은 치료약이다. 북경 명의 초수덕(焦樹德) 의원은 산사를 심장질환 환자에게 많이 사용하였으며, 다음과 같이 말했다.

"나는 흉비동통(胸痹疼痛)이 있는 자에게는 항상 산사 5돈(錢)을 사용하여 활혈지통(活血止痛)한다."

흉비동통은 심장질환으로 가슴이 아픈 증상을 말하며, 산사는 피를 잘 돌게 하고 통증을 멎게 한다는 뜻이다.

초수덕 의원은 두진(痘疹) 때는 산사 6~9 g을 사용하였고, 간경화 때는 산사 100 g을 사용하였다. 곡아(谷芽)의 처방은 산사 50 g을 끓여 1~2개월 상복하면 간장이 수축되거나 복창(腹脹, 배가 더부룩한 것), 납매(納呆, 입맛이 없거나 소화가 안 되는 것), 핍력(乏力, 몸에 힘이 없는 것) 등의 증상이 없어진다.

산사는 혈중의 콜레스테롤과 triglyceride를 떨어뜨리기 때문에 고지혈증 환자에게도 좋다. 산사는 고지혈(高脂血)을 없애 주므로 고혈압 등 현대의 병에 좋으며, 간염환자에게도 좋은 효과가 있다. 또한 급만성신염에도 좋은 약재이다.

인삼을 복용할 때는 산사를 먹으면 안 된다. 그것은 인삼과 내복자(萊菔子·무 씨앗)를 같이 먹지 않는 이유 때문이다. 산사에는 다음과 같은 작용이 있다.

一補氣一破氣之故也　일보기일파기지고야

한편으로 기(氣)를 보하고, 한편으로는 기(氣)를 없앤다.

산사는 부인과(婦人科) 질환에 좋은 양약(良藥)이다. 산후오로(產後惡露)에 산사 50 g을 끓여서 복용하면 산후오로가 깨끗해지고, 소복통도 없어진다.

17 무당과 침술

어느 날 어떤 부인이 정신병에 걸렸다. 부인이 정신이 나가 헛소리를 하자 가족들은 부인을 무당에게 데려가 보기로 하였다.

무당이 부인을 보더니 말했다.

"이 병은 귀신이 씌어서 그런 것이야!"

"그럼 어떻게 하죠?"

"몸에 여우 귀신과 들 귀신이 씌었어. 제단을 만들고 가축 세 마리를 제물로 바치면 괜찮을 것이야!"

"그러면 좋아질까요?"

"우선 돈부터 내게나. 제단도 만들어야 되고, 제물로 드릴 가축도 사야 되니까!"

무당의 말대로 제단을 만들고 굿을 벌렸지만 별 효과가 없었다.

"어찌된 것입니까? 자신 있게 말하더니…."

"정성이 모자라. 좀더 정성을 드리면 돼!"

병이 차도가 없자 무당은 도리어 환자에게 화를 내고 돌아갔다.

인근 사람이 환자의 집에 놀러 왔다가 말하였다.

"병은 의원이 봐야지. 용한 의원이 계시는데 무당이 웬 말이야!"

"의원의 존함이?"

"장중경 의원이라네."

"그렇게 병을 잘 보시나요?"

"그럼, 벌써 소문이 자자해. 먼 곳에서 오는 환자들도 있어."

"당장 모시고 오게나."

장중경 의원을 모셔와 진단을 받게 되었다. 장중경 의원은 환자의 증상을 자세히 묻고 병의 상태를 관찰한 다음 맥(脈)을 보더니 웃으며 말하였다.

"이것은 귀신이 씌운 것이 아니라 생활의 변화로 생긴 병이요. 무당이 괜히 엉뚱한 소리로 돈을 벌려고 한 것이요."

장중경 의원은 품속에서 침통을 꺼내 환자의 손목 안쪽의 완횡문(腕橫紋) 요측(橈側)에 있는 신문(神門) 혈에다 침을 0.4촌(寸) 직자(直刺)를 하였다. 그리고 침통에서 다른 침을 꺼내 완횡문에서 2촌 위에 있는 내관(內關) 혈에다 놓았다. 그리고 머리 부분의 백회(百會) 혈에다 침을 놓고 조금 있으니 부인의 정신이 점점 회복되었다.

"후우…."

부인은 한숨을 쉬면서 얼굴의 혈색이 돌아왔다. 부인은 정상으로 돌아왔고, 다시는 헛것을 보지 않았다. 장중경 의원은 집안 식구들에게 이렇게 말했다.

"이제는 괜찮네! 앞으로는 무당을 부르지 말고 의원을 부르게나. 미혹한 말에 속지 말고…."

그 당시는 의원을 찾는 사람보다 무당을 찾아 병을 낫게 해달라는 사람이 많았다. 사회가 혼란스러워 백성들이 유혹되기 쉬웠다. 장중경은 특히 환자들이 무당들에게 미혹 당하는 것을 싫어했다.

"그래! 무당만 탓할 것이 아니라 의원들의 자질도 중요해. 의원 자체가 의학 실력을 갖추어야 하는데, 조금만 배우면 침통을 흔드니 어찌 치료를 제대로 하겠는가!"

신문혈(神門穴)은 수소음심경(手少陰心經)의 원혈(原穴)이며, 심장질환에 매우 효과가 있다. 신문혈에다 침을 놓고 심전도를 관찰해 보면 p파(波)와 R파의 기간과 Q-T의 기간이 지속되어 연장되는 것을 볼 수 있다.

신문혈은 관상동맥의 혈액 공급이 부족한 환자에게 효과가 있으며, 신경 뇌하수성 고혈압환자에게 혈압을 올리는 작용도 한다. 신문혈은 소음경(少陰經)에 속하고, 심장신(心藏神)이기에 심기(心氣)가 출입하는 문(門)이라는 뜻이다. 공효(功效)는 영심안신(寧心安神)이다. 즉, 정신을 안정시켜 주는 것이다.

18 장군으로 불리는 대황(大黃)

청(淸)나라 때 시인 원매(袁枚)가 있었다. 그는 1716년에 태어나 1798년까지 82세의 향년을 누린 시인이다. 어느 날, 그가 이질(痢疾)에 걸려 한의원을 찾게 되었다.

"이질로 계속 고생합니다."

"어디 맥을 봅시다."

한의사가 맥을 보며 진단하였다.

"지금 장이 약하여 장을 보하는 약을 드셔야 합니다."

"아니, 지금 이질로 고생하는데 어찌 보약을 먹습니까?"

"이질에 걸린 원인은 장이 약하기 때문입니다. 여기 인삼과 황기로 만든 보약을 드시면 괜찮습니다."

원매는 한의사가 준 보약을 복용하였다. 한약을 먹었지만 이질은 더욱 심해졌다. 어느 날, 오랜 친구인 장지후(張止厚)가 그의 집을 방문하였다.

"웬일이야? 얼굴색이 안 좋은데!"

"요즘 이질로 고생한다네."

"그럼, 한의원에 가 봐야지."

"갔었지. 한약도 먹고 있다네."

"그런대도 안 듣는가?"

"음…."

"그럼, 내가 한약을 보내 주겠네."

친구는 원매에게 대황(大黃)을 보냈다.

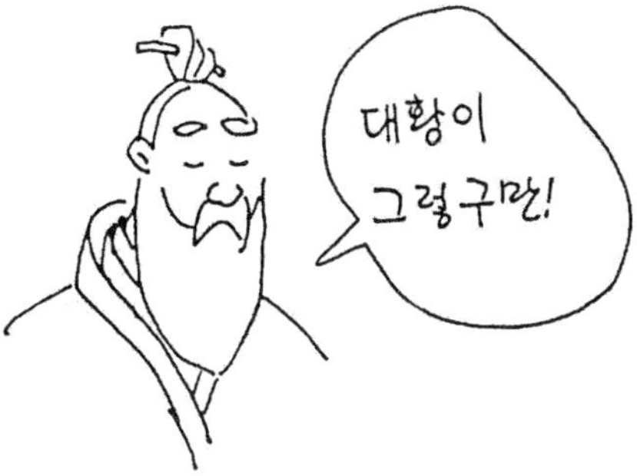

"여기 법제한 대황으로 이질을 고치게나."

원매는 친구가 보낸 대황을 복용하였다. 대황을 복용한다는 이야기를 들은 한의사는 놀랐다.

"대황은 변을 나가게 하는 약이라 이질이 더 심해질 텐데…."

시인 원매는 친구가 보낸 대황 3첩을 복용한 후에 이질이 치료되었다. 대황은 몸에 열이 있으면서 변비가 있을 때 좋은 약이다. 대황을 오래 끓이면 이뇨작용도 해주고, 또한 약의 강한 성질을 부드럽게 해준다.

원매는 몸이 완쾌되어 친구에게 시를 지어 보냈다.

藥可通神信不誣	약가통신신불무
將軍競救白云夫	장군경구백운부
醫無成見心才活	의무성견심재활
病到垂危膽亦粗	병도수위담역조
豈有鴆人羊叔子?	기유짐인양숙자?
欣逢聖手謝夷吾!	흔봉성수사이오!
全家感謝回天力	전가감사회천력
料理花間酒百壺	요리화간주백호

약은 신과 통하거늘 무당을 믿어 무엇하랴.
장군은 죽어가는 사람을 구했다.
병은 믿어야 치료되느니
위급한 명일수록 담대해야 한다.
친구가 어찌 독으로 사람을 해할 수 있겠는가.
나는 명의를 만나 너무 기쁘다.
우리 집 모두가 되살아나게 한 이에게
백 번 술상으로도 감사한 뜻을 다할 수 없다.

원매는 대황으로 치료를 받아 완쾌되어 친구에게 귀한 시를 전했다. 여기서 장군(將軍)은 바로 대황을 두고 한 말이며, 그 이후로 대황을 '장군'이라고도 불렀다.

19 거머리

중종 28년(1534년) 2월 26일 약방을 맡고 있던 장순손은 거머리를 이용한 민간요법을 왕에게 권하였다.

"사람의 몸에 혈기는 피부 안에 있으니, 이는 마치 나무의 진액이 껍질 안에서 오르내리는 것과 같사옵니다."

"혈기는 어떠한가?"

"혈기는 한계가 있습니다. 비록 평상시라도 영양이 늘 좋도록 해주는 것이 우선입니다."

"만약에 종기가 난다면?"

"종기가 생기면 나쁜 피가 엉기게 되는데, 이 때는 거머리로 빨아내게 하는 것이 제일입니다. 하지만 이미 곪아 터진 뒤에는 쓸 수가 없습니다. 거머리가 피를 빨아 내는 곳은 피부의 표면에 가까운 곳이며, 피부 깊은 곳의 고름이나 피는 거머리가 빨아 낼 수 없습니다."

"그렇다면…."

"거머리가 빨아 냈으나 곪은 곳이 아직 낫지 않은 것으로 보아 거머리가 피부 깊은 곳까지 빨아 내지 못하는 것이 분명합니다."

"그렇다면 어떻게 하면 되는가?"

"계속 거머리로 치료해야 하옵니다."

거머리 치료법으로 치료한 다음 중종은 장순손에게 말했다.

"약은 계속 먹어도 진물과 고름이 섞여 나왔는데, 거머리로 치료하니 딴딴하고 도독해진 곳이 삭아서 편해졌구나!"

"편해지셨습니까?"

"이제는 고름이 많이 나오고, 새로운 피가 나오니 거머리로는 더 이상 치료하지 않고 태일고를 붙여도 되겠어. 아직 종기 주위에 독이 남아 뭉쳐서 편편하지는 않지만 처음보다는 많이 삭았네."

"황공하옵니다."

"지금도 고름은 그치지 않아 삼나무 진액을 쓰고, 십선산도 술에 타서 먹고 있다네."

이상은 중종께서 종기를 거머리로 치료한 이야기이다.

거머리는 한방명으로 수질(水蛭)이라고 불리며, 피를 응고시키는 헤파린이란 물질을 입에서 뿜어 내어 어혈로 인한 심장병 치료에 효과가 있다. 또한 중풍 예방과 종기에도 효과를 본다.

20 미용의 천연약초 알로에

2000여 년 전 알렉산더(Alexander) 대왕의 궁정 안에는 알로에가 심어져 있었다. 어느 날 알렉산더 대왕의 왕비의 피부가 햇볕에 손상되어 쓰라림을 호소하였다.

"햇볕 아래에 너무 있었더니 살이 타서 쓰라리구나!"

"이 알로에를 써보십시오. 햇볕에 살이 탔을 때와 살갗이 헐어서 아플 때도 사용하면 좋습니다."

궁녀는 궁전 안에서 자라는 알로에를 잘라서 껍질을 벗기고 알로에 속을 왕비의 피부에 발랐다.

"쓰라리는 것이 좀 덜하고 많이 편해졌어!"

궁전의 궁녀들도 피부미용으로 알로에를 썼다. 알로에는 피부에 좋은 약재일 뿐 아니라 벌레에 물렸을 때에도 쓰였다.

이집트의 클레오파트라, 중국의 양귀비(楊貴妃), 일본의 오노고마찌(小野小町)가 고대 동양의 3대 미녀인데, 이들 모두가 알로에로 그들의 미모를 유지하였다.

일본의 오노고마찌는 미모 뿐만 아니라 시적인 감각이 있어 그의 시는 지금도 일본에서는 알려지고 있다.

1945년 미국이 일본 히로시마에 원자폭탄을 투하하였을 때 많은 사람들이 핵폭탄으로 피부에 화상을 입었는데, 그들 중에 알로에를 바른 사람들은 피부가 빨리 아물었고 화상의 흔적도 없어졌다.

"이것이 영단묘약(靈丹妙藥)이구나."

현대 과학자들이 연구 분석한 결과 알로에에는 천연 단백질과 비타민, 엽록소(chlorophyl), 활동효소와 인체에 필수적인 미량원소와 alo-eemodin 등 70여 종의 성분이 들어 있는 것이 확인되었다. 인체 피부에 좋은 영양 자윤작용을 하고, 피부의 신진대사를 가속하며, 주름을 막아 주고, 탄력성을 증강시킨다. 또한 피부를 윤기 있게 하며, 피부노화를 방지한다.

미국, 일본 등에서는 알로에를 원료로 한 비누 · 샴푸 · 화장품 등의 여러 가지 제품을 만들고 있다. 일본의 소에다(添田) 박사는 '알로에 목욕'을 추천하고 있는데, 이 목욕법은 피부를 건강하게 하는 데 천하제일이라는 것이다.

알로에는 백합과에 속하는 상록 다년생 식물이며, 한방에서는 노회(蘆薈)라 하여 오래 전부터 쓰여 왔다. 원명은 Aloe vera이며, 아프리카 희망봉이 원산지라고 한다.

알렉산더 대왕은 원정을 갈 때 음식이 바뀌어 생기는 질병을 막기 위해 알로에를 재배해서 병사들의 건강을 유지시켰다고 한다. 알로에 즙액에는 적당한 수렴작용과 윤기를 주는 보습작용이 있다.

알로에는 알로인(aloin)이라는 물질이 있는데 대장의 노폐물을 제거하는 작용을 한다. 알로에의 알로미신(alomicin)은 강력한 항암작용을 하여 육종 180(sarcoma 180)과 복수암(腹水癌, ascites carcinoma)을 억제한다. 또한 항궤양성 물질인 알로에울신이 있어 위궤양, 십이지궤양에도 유효하다.

알로에의 끈적한 액체를 햇볕에 말려 사용했기 때문에 알로에가 '코끼리 쓸개'라고 불리기도 하였다. 『본초재신』에는 "간의 열을 치료하고, 심장의 열을 식혀 주며, 갈증을 막아 준다. 또 진액을 만들어 주며, 눈과 귀를 밝게 해주며, 치아가 붓는 것을 막아 주고, 열독을 막아 준다"고 기재되어 있다. 민간요법으로는 알로에 즙을 복용하면 변비를 없애 주고, 칼로 벤 곳이나 화상을 당하거나, 벌레에 물린데 알로에

즙을 바르면 유효하다. 『해약본초』에는 "소아가 회충으로 배가 불룩한데 알로에가 유효하다"라고 기재되어 있다.

알로에는 아랍어와 히브리어로 '쓰다'라는 뜻이다. 알로에와 레몬을 물에 타서 계속 마시면 심한 변비도 치료된다. 알로에는 혈관을 유연하게 하는 작용이 있으므로 고혈압과 동맥경화증에도 좋다. 또한 신경계통에 작용해서 신경을 진정시키는 작용도 한다.

알로에는 성질이 차서 여름에 햇볕에 피부가 손상을 입었을 때는 알로에 즙을 피부에 바르면 통증도 막아 주고 피부를 보호해준다. 특히 변비성 고혈압인 사람에게도 좋으며, 불면증인 사람이나 두통, 특히 과음으로 인한 숙취에 오는 두통에도 잘 듣는다.

텍사스 A&M의 면역학자 이언타이자드 씨는 오랜 연구 끝에 새로운 것을 발견해냈다. 식물의 세포벽은 셀룰로오스로 되어 있고, 복합탄수화물은 펙틴이 들어 있다. 펙틴은 산과 당이 합해져서 젤리형태가 된다. 타이자드 연구팀이 알로에 베라에서 발견한 펙틴을 실험한 결과 다른 식물에서 추출한 펙틴과는 전혀 다르다는 것을 발견하게 되었다.

이번 연구를 통해 놀란 것은 순수 알로에 베라 펙틴을 추출해 실험실에서 분리한 후 돼지와 쥐의 상처가 난 생체조직에 발랐더니 믿기 어려울 만큼 상처가 빠르게 치료되는 것이었다. 이 연구 결과로 상처를 회복하는 것이 펙틴이라는 성분인 것은 분명히 밝혀졌지만, 펙틴 외에 다른 성분이 작용할 가능성도 배제할 수는 없다.

알로에를 너무 많이 복용하면 오심구토, 출혈성 위염, 설사, 유산, 신염, 결장염을 일으킬 수 있다. 특히 임산부와 설사를 자주하는 분은 복용을 삼가야 한다.

21 신상구(愼桑龜)

옛날 오(吳)나라 때 어느 마을에 효심이 대단한 청년이 있었다. 그의 아버지는 오랫동안 병환으로 누워 있었는데, 청년은 아버지의 병을 고치기 위하여 거북이를 잡으러 나섰다. 마침내 청년이 거북이를 잡아서 집으로 돌아가는 도중 뽕나무가 있어 그 아래에서 쉬고 있었다. 그때 거북이가 청년에게 말했다.

"자네, 헛수고 했어! 나는 장작불에 백년을 끓여도 죽지 않는 신기한 힘이 있다네!"

거북이는 자랑스럽게 뽐냈다.

그러자 이번에는 옆에 있던 뽕나무가 입을 열었다.

"여보게 거북이, 너무 장담하지 말게. 나를 베어서 장작으로 불을 지펴도 자네가 안 죽을 것 같은가?"

뽕나무가 이렇게 응수했다.

청년이 이런 대화를 듣고 거북이를 가지고 집에 돌아왔다.

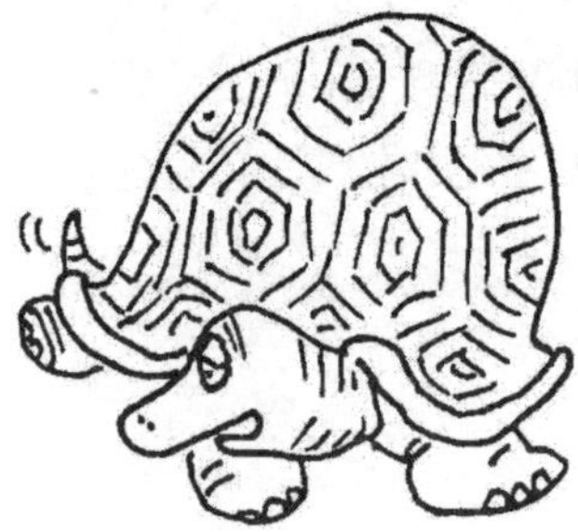

그가 거북이를 백일 동안 삶았지만 거북이는 끝내 죽지 않고 그대로 있었다. 그런데 문득 거북이와 뽕나무의 대화가 생각이 났다. 그래서 뽕나무로 불을 지펴 삶았더니 거북이는 죽었고, 마침내 거북이를 끓인 물로 아버지의 병을 고칠 수 있었다.

결국 거북이와 뽕나무가 쓸데없는 입을 놀려 자신들을 과시하다 모두 죽고 말았다. 이 고사로 통해 "세상일이란 너무 큰소리를 쳐서는 안 된다"는 교훈을 주었으며, "뽕나무와 거북이는 조심하라"는 신상구(愼桑龜)라는 성어가 탄생된 것이다.

뽕나무는 버릴 데가 없는 귀중한 한약재이다. 뽕나무 가지를 상지(桑枝)라고 하고, 열매는 상심자(桑椹子), 잎은 상엽(桑葉), 뽕나무 뿌리의 속껍질을 상백피(桑白皮)라고 한다. 뽕나무에 기생하는 나무를 상기생(桑寄生)이라 하고, 뽕잎을 먹는 누에를 한의에서는 강잠(僵蠶)이라 한다. 또 뽕나무에 많이 있는 버마재비의 알을 상표초(桑螵蛸)라고 한다.

2편. 한의(漢醫)의 향취

1 약도 먹을 사람이 따로 있다

동한(東漢) 시대 때 학식이 높은 한강(韓康)이라는 사람이 있었다. 그는 경서(經書)를 통독할 뿐만 아니라 의학 역시 수준급이었다. 그는 항상 명산에 다니며 각종 약초를 채집하여 장안(長安) 시장에 가져다 팔곤 하였다.

그는 의술이 고명하여 그가 채집한 각종 약초로 여러 질환들을 치료하였다. 또한 환자가 병의 증상을 말해 주면 그는 즉시 처방하여 약을 주었다. 그는 약값을 적당하게 받았으며, 약값을 깎는 사람에게는 약을 팔지 않았다.

"이 약초의 값어치를 모르는 사람에게는 약을 팔고 싶지 않아!"

그는 약 장사의 신분으로 장안 시내에서 30여 년 동안 약을 팔았다. 사람들은 그를 '불이개(不二价)'라고도 불렀다. 불이개는 '가격이 정한 대로'라는 뜻으로 가격은 절대로 두 가지가 아니라는 것이다.

하루는 그를 잘 모르는 여인이 찾아와 그에게 약을 사려고 하였다. 한강이 약값을 말했다.

"아저씨, 약값이 너무 비쌉니다. 싸게 좀 주세요?"

한강은 그 여인을 보면서 말했다.

"사고 싶으면 사고, 약값을 싸게는 안 팝니다."

여인은 한강에게 약값을 낮춰 달라고 매달렸지만 한강은 아무 말도 하지 않았다.

그러자 여인은 크게 화를 내면서 말하였다.

"장안 시에서는 오직 한백휴(韓伯休)만이 약을 정가로 파는데 당신

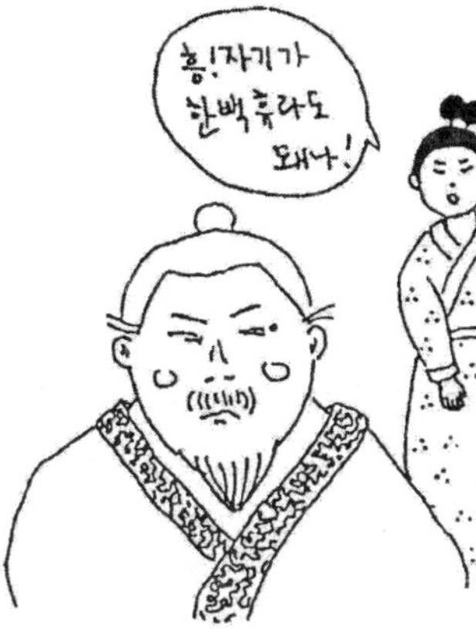

이 한백휴라도 됩니까?"

한백휴는 한강의 자(字)이다. 이렇게 말하고 여인은 끝내 약을 사지 않고 다른 데로 가 버렸다. 한강은 그 여인의 뒷모습을 바라보며 탄식하였다.

"나는 이름이 알려지는 것을 원치 않아 시내에 숨어서 약을 팔았는데, 저 여인이 내 이름을 알고 있으니 이제 약을 그만 팔아야겠어!"

그 후로 그는 패능산(霸陵山)에 오두막집에 은거하며 다시는 시장에 나가서 약을 팔지 않았다.

한나라의 환제(桓帝)가 그에게 여러 번 조정의 관직을 권하였지만 그는 거절하였다. 후에 「한강매약(韓康賣藥)」이라는 고사가 생겼는데, 이것은 의학 지식을 세상에 알리지 않기 위하여 은거생활을 하는 것을 말한다. 한강은 약을 파는 사람을 지칭하기도 한다.

2 수양제의 남근 단련법

사서(史書)에는 수(隋)나라의 양제(煬帝)가 후궁이 8천명이나 되었다고 한다. 대부분의 나라 일은 대신들에게 맡기고 밤낮으로 후궁들과 정사(情事)에만 몰두하였다. 수양제는 교만과 사치, 후궁들과 문란한 성생활을 하였다.

날마다 궁녀를 갈아가며 정력을 소비하여 항상 주위에 방술사(方術士)가 전문적으로 귀한 약제를 채집하여 정력제를 만들어 바치기도 하였다. 방술사를 통해 남근을 단단하게 만드는 법을 배웠다.

"그래, 남근을 강하게 하는 방법은 없느냐?"

"황제시여! 있사옵니다."

양제의 남근은 우람차고 단단하게 만들어졌다. 남근이 한번 발기가 되면 잠자리를 같이 한 후궁들이 정신을 못차렸을 정도라고 한다.

"자네는 왜 그리 맥을 못 추나!"

"저는 이대로 죽어도 좋습니다. 온몸이 다 풀어진 것 같습니다."

"지금부터 시작인데 벌써 지치면 어떡하느냐?"

"폐하! 너무나도 황홀하여 움직이지 못하겠나이다."

그와 같이 잠자리를 하는 후궁들은 너무 단단한 남근으로 녹초가 되고 힘이 빠졌다. 그는 자주 남근을 단단하게 하는 단련법을 수련하였다.

"벌꿀과 개미상자를 가져오너라."

그의 남근 단련법은 우선 남근에 벌꿀을 바르고 수백 마리의 개미를 얹어 놓는다. 남근에 있는 개미는 꿀을 먹느라 남근에 무수한 개미

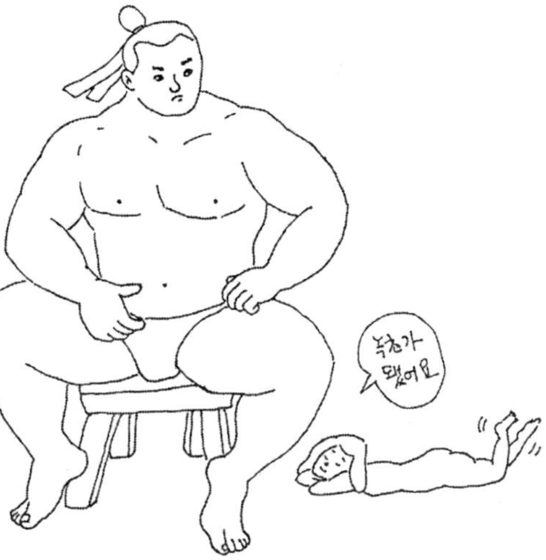

들의 이빨자국이 상처로 남는다.

"이쯤하면 됐네!"

그는 개미를 털어내고 향료를 뿌린 다음 나비 날개의 분가루를 개미의 이빨 자국으로 난 상처에 발랐다. 이것은 남근을 꿀로 소독해 주고, 개미의 이로 신경을 둔화시키며, 나비 날개의 분가루로 더욱더 신경을 둔화시킨다. 그는 이 단련법으로 8천명의 후궁을 거느려 후궁들을 만족시키고 녹초로 만들었다.

미국 어느 인디언 부족의 경우 부부관계 전에 독충으로 자기의 남근을 쏘게 하는 풍습이 있다고 한다. 이렇게 쏘인 부분은 퉁퉁 부어올라 열을 내는데, 그 남근으로 여성을 기절시킬 정도로 만든다고 한다.

또 이집트의 앗파스 왕조 18년에 알무크다니일 왕의 궁전에는 세계 각처에서 사들인 미녀가 1만 명이 넘었다고 한다. 이 왕은 국사에는 신경을 안 쓰고 남근 단련법만을 행하여 효력이 대단했다고 한다. 지금도 아랍 군주들 사이에는 이 비법이 전수된다고 한다.

그의 남근 단련법은 우선 수십 명의 처녀 오줌으로 가득 채운 욕탕에 들어가 산호와 진주를 부순 가루와 사자의 기름, 낙타의 오줌에다 사향을 첨가하여 남근에다 듬뿍 바르고 몽둥이로 가볍게 두들겨 마사지를 한다.

이 단련이 끝나면 그날로 소변을 제공한 수십 명의 처녀들과 잠자리를 함께 하는 것이 그의 일과였는데, 그 왕은 제위 25년 동안 단 13일만 정사(情事)를 쉬었다고 한다.

아랍인들은 사막에서 소변을 보고 난 다음, 모래로 귀두 부분을 문질러 남근을 무디게 하여 단련시켰다고 한다. 이렇게 하면 음경이 단단해져 감각이 무뎌지면 따뜻한 질 속에서 오래 버틸 수 있다고 믿었다.

또한 고대 메소포타미아 지역의 남성들은 음경의 크기보다는 단단한 정도에 관심이 높았다. 그래서 단단한 음경이 감각을 둔해지게 하여 삽입운동을 오랫동안 할 수 있으며, 또 질 내벽을 다양하게 자극해 여성에게 쾌감을 안겨 주었다.

옛날, 일본의 아이누족의 어떤 사람은 항상 쇳덩어리를 남근에다 달고 다녔다. 그가 유곽(遊廓)에 나타나면 기생들이 환호성을 지르며 서로 잠자리를 같이 하려고 매달렸다.

그가 잠자리에 들기 전 쇳덩어리를 남근에서 풀면 음경이 마치 절구공처럼 단단해지고 커져서 밤새도록 기생들을 만족시켰다고 한다.

『삼국유사』에는 신라 22대 지증왕의 음경이 1자 5촌(약 45 cm)이나 되어 왕비로 맞이할 만한 여성이 없었다고 한다. 또 신라 35대 경덕왕도 음경이 8촌(약 24 cm)이었다고 한다.

중국의 조공(弔功)이라는 기공이 있는데, 이것은 남근에다 쇳덩어리를 달아매는데, 필자는 150파운드를 매고 들어 올리는 것도 보았다.

3 소갈병 핑계

사마상여(司馬相如)는 서한(西漢) 시대의 저명한 문학가이다. 자(字)는 장경(長卿)이고, 한경제(漢景帝) 때 그는 무기상시(武騎常侍)라는 관직을 지낸 적이 있었다. 이때 그가 소갈증(消渴症)으로 물을 자주 마시게 되었는데, 너무 증세가 심해서 직무를 할 수 없을 정도였다.

그는 마침내 사직을 하고 양(梁)나라에 와서 양왕(梁王)인 유무(劉武)의 문객(門客)으로 있었다. 문객으로 있으면서 『자허부(子虛賦)』를 써서 이름을 날렸다. 오래 되지 않아 양왕이 사망하자 사마상여는 성도(成都)로 돌아왔다.

하루는 친구의 요청으로 임공(臨邛)의 대부호인 탁왕손(卓王孫)의 집에 초대되어 갔다. 탁왕손의 딸 탁문군(卓文君)이 사마상여를 보고 첫눈에 반하여 둘은 부친의 반대에도 무릅쓰고 집을 뛰쳐나오게 되었다. 이에 탁왕손은 매우 화가 났다.

"내가 그렇게 반대하는 데도 결국 둘이 도망을 갔구나. 어디 내가 돈 한 푼 주나 봐라!"

사마상여와 탁문군은 조그만 주점을 차려 생계를 꾸려 나갔다. 이때 한나라의 왕인 경제(景帝)가 사망하였고, 경제의 뒤를 이어 무제(武帝)가 왕의 대를 이었다. 한편, 무제는 사마상여가 쓴 『자허부(子虛賦)』를 읽고서 감명을 받아 사마상여를 만나보고 싶어 사람을 보냈다.

"왕께서 뵙고 싶다고 합니다."

그는 한무제를 만났다.

"내가 자네의 글을 보고 탄복하였다네."

그 후 사마상여는 한무제를 위하여 『유렵부(游獵賦)』와 『상림부(上林賦)』를 썼다. 한무제는 그의 문학의 재질을 높이 평가하여 그를 낭관(郎官)으로 임명하였다.

기원전 130년에 한무제는 야낭국(夜郎國)을 수복한 후에 중낭장(中郎將) 당몽(唐蒙)에게 성도(成都)에서 야낭국을 가는 도로를 수축하라고 명령하였다. 당몽은 수만 명의 군민을 모집하여 공사에 착수하였다. 공정이 크고 힘든 공사라서 사병과 백성들이 부상을 당하거나 적지 않은 사람이 죽어 나갔다. 당몽 감독 아래에 매우 엄하게 관리를 하여 도망치다 잡히면 죽임을 당했다. 그리고 공사하는 사람이 모자라면 현지에서 백성을 계속해서 동원하였다.

상황이 이렇게 되자 성도 부근의 백성들은 도망가려고 호시탐탐 기회만 엿보고 있었다. 이런 소식은 장안까지 전달되어 한무제도 그 소식을 듣고 생각하였다.

"맞아, 사마상여가 성도 사람이지!"

그는 사마상여가 그곳의 상황을 익숙할 것이라 여겨 그를 파견하였다. 사마상여가 성도에 도착하여 당몽에게 말하였다.

"백성들을 너무 심하게 다루지 마세요."

그는 부드러운 말로 현지 사람들을 위로하였으며, 성도의 지도자들과 친하게 지내면서 그들에게 양해를 구했다. 그러자 백성들의 각종 불만이 점차적으로 소실되기 시작하였다. 사마상여는 한무제에게 건의하였다.

"성도 서남쪽에 있는 십여 개의 부족을 수복하면 좋겠습니다."

사마상여의 건의에 한무제는 매우 기뻐하고, 그를 중낭장으로 임명하였다. 그는 성도 관청의 창고에서 돈과 재물을 가져다가 예물로 십여 개의 현(縣)을 수복하여 모두 성도 관할에 귀결시켰다.

사마상여의 장인인 탁왕손은 사위가 큰 관직에 있는 것을 보고 태도가 변하였다. 그리고 재산의 절반을 사위 사마상여와 딸 탁문군에게 주었다.

사마상여가 장안에 돌아왔다. 한무제는 그의 공로를 치하하고 많은 상금을 주었다. 그러나 그는 관직을 탐탁하게 여기지 않았다. 첫째는 높은 관직에 있다 보니 교만해지고, 둘째는 대신들이 그를 질투하였다. 어떤 사람들은 그가 성도에서 뇌물을 받았다는 죄를 상고하였다. 상고한 내용을 보고 한무제는 몹시 화를 냈다.

"사마상여의 관직을 박탈하여라!"

사마상여는 관직에서 벗어나 무능(茂陵)에 와서 은거생활을 하였다. 그는 자기가 소갈병이 있다고 하며, 다시는 국가의 대사에 관계를 하지 않고 오직 시를 읊으며 거문고를 켜면서 편안한 생활을 하였다.

후에 사람들은 「상여병갈(相如病渴)」이라는 고사(古事)로 입이 마르면 물을 많이 마신다는 형용이나 병이 있어 집에만 있고 관직을 생각하지 않는다는 뜻으로 사용하였다.

4 바람을 멈춘 의원

옛날에 스님, 도사와 의원이 여러 사람들과 배를 타고 강을 건너고 있었다. 배가 강 가운데 왔을 때 별안간 큰 바람이 불어와 풍랑이 일기 시작하였다. 사람들은 놀라고 갈팡질팡하였다. 뱃사공이 스님에게 간청하였다.

"스님! 불경을 드려서 바람을 멎게 해주세요."

또 도사에게도 매달렸다.

"도사님! 도술을 부려서 바람을 멎게 해주세요."

스님과 도사는 흔쾌히 동의하였다. 스님은 불주(佛珠)를 손으로 돌리며 염불(念佛)을 외었다.

"아미아불타불! 빨리 광풍을 멎게 해주십시오…."

도사도 두 손을 모으고 남쪽을 향해 중얼거렸다.

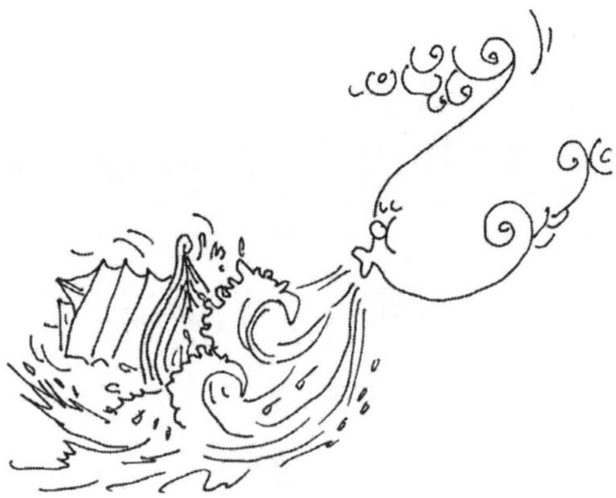

"풍백우사(風伯雨師), 풍랑을 잔잔하게 해주십시오."

그런데도 풍랑은 멈추지 않았다. 스님과 도사는 땀까지 흘리며 계속 도술과 염불을 외었지만 풍랑은 심해지기만 했다.

그러자, 옆에서 이런 광경을 보고 있던 의원이 중얼거렸다.

"내가 풍랑을 잠재울 수 있는데…."

뱃사공이 의원의 말을 듣고 의원에게도 부탁하였다. 의원은 난간을 붙잡고 바람을 향하여 외쳤다.

"방풍(防風), 백강잠(白殭蠶), 천마(天麻), 오초사(烏梢蛇)…. 일제히 공격하라!"

배를 탄 사람들이 의원이 하는 광경을 보고 말했다.

"저 의원이 무슨 말을 하는 거지!?"

의원이 이렇게 말하자, 조금 후 거짓말처럼 풍랑이 멈추었다. 그러자 배를 탄 사람들이 의원에게 다가가서 물었다.

"조금 전에 무슨 말을 하며 주문했기에 풍랑(風浪)이 멈췄나요?"

의원은 웃으면서 말했다.

"방풍은 바람을 막는다는 뜻의 약초 이름이고, 나머지는 약초 중에 바람(風)을 멈추게 하는 식풍약(熄風藥)의 이름이라 불렀습니다."

배에 탄 사람들은 크게 웃으면서 긴장이 풀렸다.

"스님과 도사의 도술에는 꼼짝도 않던 바람이 의원의 말 한 마디에 잠잠해지는구만…."

식풍약(熄風藥)은 한의에서는 간(肝)의 풍(風)을 잠재우거나 잠양(潛陽)시키고, 진정 작용을 하는 약초로 주로 중풍에 사용하는 약초이다.

5 밥풀로 만든 명약

조선 영조(英祖) 때 영의정으로 있었던 김육(金堉)이 중병으로 고생하고 있었다. 중병이기에 각처의 명의라는 명의는 모두 와서 진맥을 하고 처방을 하였다. 그러나 병세는 좀처럼 완화되지 않았다.

"백약무효(百藥無效)구나. 누가 나를 치료할 수 있을까!"

그의 아들 김좌명(金佐明)을 비롯하여 온 식구들이 명의를 구하려 백방으로 알아보고 있었다.

"어디 유명한 명의를 알아보았느냐?"

그때 정인화(鄭仁和)라는 의원이 있었는데 그가 언제 의술공부를 했는지 확실하지 않은 의원이었다. 그는 영의정이 중병에 걸렸다는 소식을 듣고 먼저 영의정집 하인들의 내력을 전부 조사해 놓았다. 그리고 밥술 깨나 먹는 이웃집에서 의관을 빌려 입고서 영의정의 집으로 찾아갔다.

"여봐라!"

하인이 나오자 그는 대뜸 하인의 이름을 물은 다음에 중얼거렸다.

"흠! 신축생이렸다."

이름 하나로 나이를 척척 알아 맞추는 늙은이를 하인은 신비스럽게 느꼈다.

"아니 뉘신데, 어찌 저의 나이까지 알아 맞추십니까?"

"다 알 수 있지. 그런데 내가 지나다 보니 이 댁에 수심이 잠겨 있구만!"

"예, 주인 대감께서 와병중이십니다."

"과연 그렇군! 수화불용(水火不用)일테지"

알아듣지 못하는 말을 하니 하인은 들어가서 김좌명에게 노인을 천거하였다.

김좌명은 대문으로 급히 나가 정인화를 모시고 들어갔다.

"손님 어려우시겠지만 의술이 계시면 제 가친을 보살펴 주십시오."

"의술이야 별로 대단치는 않지만 좀 봅시다."

그는 김육의 맥을 짚었다.

"대단한 병은 아니오나, 한 이레 동안만 내가 정성을 들이면 낫겠소이다. 그 대신 이 병실에는 다른 사람이 얼씬 못하게 해야 겠소이다."

그날부터 그는 상이 휘어지게 차려주는 진수성찬으로 지내게 되었고, 그런 가운데 엿새가 지났다.

'이제 어떡한다!'

그는 하룻밤만 더 묵고 도망칠 궁리만 하고 있었다. 이레가 되는 날 저녁, 상다리가 부러져라 차려 내온 밥상을 받았다.

그는 무심중에 밥알 몇 알을 손끝으로 만지작거리며 도망칠 궁리에 골똘하였다.

'어차피 병 치료보다 포식하려 했지, 내가 어떻게 치료를 하나. 빨리 도망갈 준비를 해야겠어!'

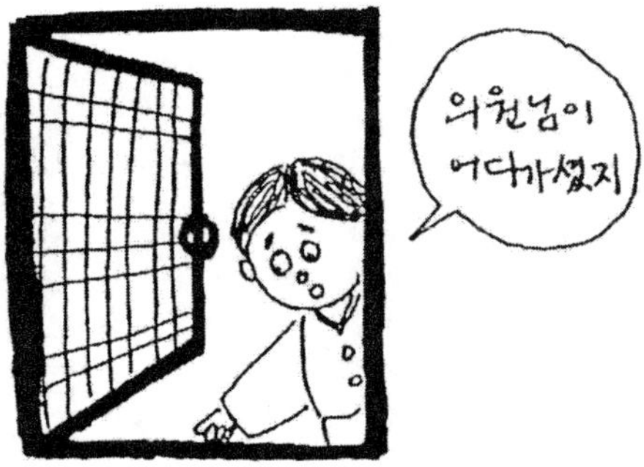

밥알을 손끝으로 만지작거려 비비기 시작하니 손 때가 묻어 밥알이 환약처럼 새까맣게 되었다. 그것을 본 그는 환자에게 이것을 주자는 생각이 들었다.

"옳지! 그래, 이것이 꼭 환약 같이 보이는 구나."

그는 결국 옳은 약을 쓸 수 없을 바엔 잘됐다고 생각하며 밥알 뭉친 것을 김육에게 주면서 말했다.

"이 환약을 잡수세요. 이것이면 곧 병이 나을 것입니다."

김육은 그것을 물에 섞어 마셨다. 정인화는 그에게 말했다.

"내 잠깐 다녀올 테니 그대로 누워 계시오."

그리고 그는 도망쳐 버렸다. 하루가 지나자 상공 김육의 병은 씻은 듯이 나았다.

김좌명은 부친과 함께 정인화를 수소문하여 찾아냈다. 정인화는 치도곤을 맞을 것이라 생각하였는데 김좌명의 말에 놀랐다.

"어쩌면 그렇게도 묘한 명약을 만들었습니까? 다른 약은 먹어도 효험이 없었는데…."

"뭐 그리 대단치 않은 것이외다."

그 후로 영의정의 집에서 받은 답례품으로 정인화는 배고픔을 잊을 수 있게 되었다.

6 양귀비의 발

중국에서는 "발목이 가는 여성일수록 성기가 명기(名器)다"라는 속설이 있다. 또 중국에서는 전족(纏足)이라고 하여 어려서부터 여자의 발을 가죽으로 단단히 감싸서 자라지 못 하도록 하는 방법이 있었다.

여기에는 두 가지 이유가 있다. 옛부터 여자가 귀하여 도망가지 못하게 하는 이유이고, 또 한 가지는 몸에 비해 발이 적어 걸을 때 몸의 균형을 잡지 못 하여 뒤뚱뒤뚱 걸으면서 성기 주위의 근육을 발달시켜 신축성이 강한 여성의 성기를 명기(名器)로 만들기 위함이다.

중국 풍습 중에는 돈 많은 부호들이 성적인 노리개 감으로 어린 여자를 돈으로 사들이는 풍습이 있었다.

당나라의 현종(玄宗)을 사로잡은 절세의 미녀 양귀비(楊貴妃)의 신발은 10 cm 미만이었다고 한다. 백낙천(白樂天)의 『장한가(長恨歌)』에서 양귀비를 "웃음 먹은 얼굴에선 백 가지 교태가 흐르고, 6궁의 궁녀들이 무색해질 정도다"라고 하였다. 그러나 양귀비의 키는 165cm의 장신인데다 가슴둘레는 90 cm, 엉덩이 둘레는 95 cm의 비만형 글래머 스타일이었다.

양귀비의 치모(恥毛)의 길이가 무릎에 닿을 정도로 길었고 땀을 많이 흘려 그것이 사향과 섞이면 독특한 채취를 풍겼다고 한다. 그리고 합방을 행할 때는 온 방안에 체액이 넘쳐 흐르고 기성을 거침없이 질러댔다고 한다. 양귀비의 침실 자태는 현종을 정신 못 차리게 하였다.

그 당시 현종의 나이는 66살이었는데 양귀비의 침실 기교로 말미암아 총애를 받은 것이다. 양귀비의 발이 적어서 성기의 조이는 신축력

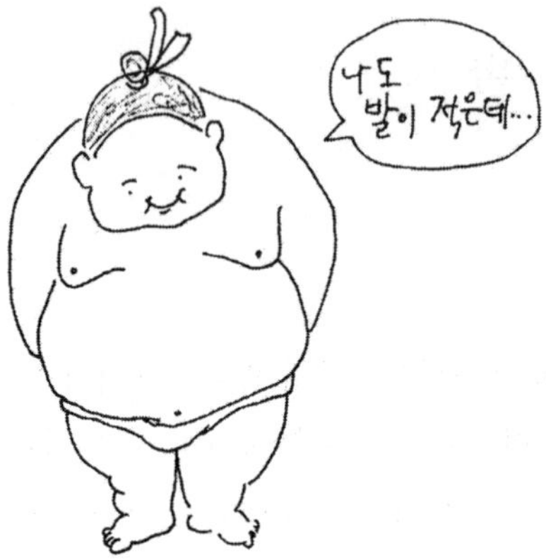

이 강해 현종을 황홀하게 만들었다고 한다.

일본에서 '긴자꾸'는 끈으로 졸라매는 주머니라는 뜻으로, 질 입구를 조일 수 있는 여성을 일컫는다. 여성의 명기(名器)로서 질을 조이는 힘이 좋아 남성을 정신 못 차리게 하는 여자를 뜻한다.

옛부터 평양기생을 으뜸으로 치는데, 그들의 비전(秘傳)에 명기를 만드는 방법이 있다. 그것은 천장에다 얼음을 올려놓고 기생들은 속옷을 벗은 후 얼음물이 성기 부분에 한 방울씩 떨어질 때 차가운 얼음물로 인하여 성기를 수축시킨다. 수축을 반복하여 성기를 명기(名器)로 만드는데, 그 명기로 남정네와 잠자리 삽입시에 정신을 못 차리게 하였다.

7 병입고황(病入膏肓)

노성공(魯成公) 10년(기원전 581년)의 『좌전(左傳)』에 나오는 이야기이다. 옛날 진(晋)나라의 군주 진경공(晋景公)이 병이 생겼다. 그는 무당을 불러서 치료를 하였는데 병의 상태는 조금도 나아지는 기미가 없었다. 그는 진(秦)나라로 의원을 구하러 사람을 보냈다.

"진(秦)나라의 고명한 의원을 찾으러 왔습니다."

"우리나라에서 누구나 아는 고명한 의원이 있습니다."

"그가 누구입니까?"

"의완(醫緩) 선생님이십니다."

의원을 구하러 사람을 보낸 후 진경공은 어느 날 꿈속에서 두 사람이 나타나 서로 이야기하는 꿈을 꾸었다. 그 중 한 사람이 말하였다.

"의완의 의술이 고명한 의원이기에 전번 무당과는 다를 거야! 그가 치료한다면 우리를 찾아내고 말거야! 우리는 어디로 피하지?"

꿈속의 다른 한 사람이 말하였다.

"심(心)의 아래, 흉격(胸膈) 바로 위에 고황(膏肓)이 있는데, 그곳에 숨자. 고황에 숨어 있으면 어쩔 수 없을 거야!"

잠에서 깬 진경공은 꿈속의 두 사람의 대화가 머리에 계속 남아 있었다.

의완 의원이 진(晋)나라에 도착하여 진경공의 병을 진단하였다. 진단 후에 의완 의원은 아무런 말도 없이 침묵만 지켰다.

그런 의완 의원을 보고 진경공이 병의 상태를 물었다.

"도대체 내 병이 나을 수 있겠나?"

"…."

잠시 후 의완 의원이 진경공에게 병의 상태를 말하였다.

"이 병은 치료하기 힘듭니다. 병이 이미 고황(膏肓)에 있기에 치료할 방법이 없습니다. 이런 상황에서는 약물도 소용없습니다."

그 후에 사람들은 병이 고황에 있다는 뜻으로 「병입고황(病入膏肓)」이라 하여 병의 상태가 매우 깊고 중한 것을 표현할 때 사용하였다.

8 손일규의 새백첩인삼탕

손일규(孫一奎)의 자(字)는 문원(文垣)이고, 호(號)는 동숙(東宿)이며, 또 다른 호는 생생자(生生子)이다. 그는 명나라의 안휘성(安徽省)의 휴녕현(休寧縣) 사람으로 명나라 가정(嘉靖, 1522년)에서 만력(萬曆, 1619년)까지 살았으며, 일생을 많은 난치병 환자 치료에 전념하여 백성들로부터 사랑과 존경을 받았다.

명(明)나라 말년에 빈곤한 농부의 처가 산후 영양부족으로 자궁하수(子宮下垂)가 생겨 고생하였다. 부인은 잘 앉지도 못하고 잠도 제대로 이루지 못해 고통이 극심하였다. 그런 부인을 이웃 사람들이 매우 안타깝게 생각하여 부인과(婦人科) 의원을 초빙하였다.

의원은 환자를 간단히 보자마자 입을 열었다.

"이 병을 치료하는 것은 그리 어렵지 않아요."

"예?"

"보중익기탕(補中益氣湯) 백 첩을 복용하고, 매 첩에 인삼 3돈(錢)을 넣고 2근(斤)을 복용해야 비로소 병이 나을 것입니다."

농부는 난색을 하며 한탄하였다.

"우리는 밥도 하루 걸러 먹고 제대로 입지도 못하는 가난한 처지의 농부인데, 어떻게 인삼(人蔘)을 먹을 수 있겠습니까! 목숨을 하늘에다 맡기는 수밖에…."

어느 날 명의 손일규가 마침 이 마을을 지나게 되어 이런 딱한 사정을 듣고 환자 집 문을 두드렸다.

"저는 의원인데 이 집에 환자가 있다고 들었습니다."

"우리는 가난하여 진찰비도 없는데요."

"괜찮습니다. 잠깐 환자를 보겠습니다."

손일규 의원이 환자를 자세히 진맥하는데, 환자의 남편이 전번 의원의 진맥 결과를 설명하였다. 이 말을 들은 손일규 의원은 지난번 의원을 비난하였다.

"어찌 그럴 수 있는가! 환자는 가난하여 먹을 것도 없는데 어찌 인삼을 두 근이나 먹을 수 있겠는가! 의원은 응당 먼저 환자부터 생각해야 하는데…. 환자는 기허(氣虛)로 인하여 온 것이 아닌데, 어찌 인삼이 든 처방을 백 첩이나 먹어야 하는가?"

손일규 의원은 분노를 느끼며 이렇게 말하고는 농부에게 말하였다.

"내가 단방(單方)으로 돈도 조금 들이고 3~4일이면 효과를 보게 할 테니 한번 해 보게나."

가족은 손일규의 이름을 익히 들어 그의 처방을 기다렸다.

처방은 부추(구채, 韭菜) 두 근(斤)을 땅에서 뽑아 끓여서 항아리에 넣고, 석회(石灰) 두 근(斤)을 넣고 녹여서 석회 찌꺼기는 빼낸 다음 그 항아리에 환자를 걸터앉도록 하여 수증기를 쐬고 난 다음에 그 물로 환부를 씻도록 하였다. 이 치료방법은 증기를 쐬는 훈세법(熏洗法)이다.

환자는 사흘이 지나자 점점 몸이 좋아져 일어나게 되었다. 마을 사람들은 환자가 빨리 쾌차하였다는 소식을 듣고 손일규 의원의 고명한 의술과 숭고한 의덕(醫德)에 감사하였다. 그 후로 이 처방을 "인삼 백 첩과 겨루는 탕"이라는 뜻으로 "새백첩인삼탕(賽百帖人參湯)"이라고 불렀다.

그는 왕기(汪機)의 제자 황고담(黃古潭)에게 의학을 배웠으며, 그의 저서로는 『적수현주(赤水玄珠)』, 『의지서여(醫旨緖餘)』, 『두진심인(痘疹心印)』, 『손문원의안(孫文垣醫案)』 등이 있다.

9 섭천사의 안질 치료

청(淸)나라 때 명의 섭천사(葉天士)는 병을 심리치료를 이용하여 치료율을 높였다. 어느 날 그는 눈이 새빨갛게 충혈된 안질 환자를 우연히 만나게 되었다. 환자는 눈곱이 끼고 눈물이 흐르고 있었는데, 부단히 손으로 눈을 문지르고 있어 매우 불쌍하게 보였다.

섭천사는 그를 자세하게 본 다음 정중히 환자에게 물었다.

"내가 보기에 당신의 눈병은 심각합니다. 그러나 몇 첩의 약을 쓰면 나을 수가 있습니다. 그러나 눈병보다 더 심각한 것은 7일 후에 발에 악창(惡瘡)이 날 것입니다. 그 악창이 심각하여 잘못하면 생명을 잃을 수도 있습니다."

환자는 이야기를 듣고 대경실색하여 급히 여쭈었다.

"의원님, 안질은 과연 괜찮을까요? 지금까지는 치료방법이 없었습니다. 저에게 치료방법을 알려 주십시오?"

섭천사는 깊이 생각하더니 정색하며 말하였다.

"방법은 있습니다. 그러나 당신이 그렇게 할 수 있을지 염려됩니다."

환자는 가슴을 치며 말하였다.

"그럼요, 의원님 말씀대로 하겠으니 살려만 주십시오."

섭천사는 특별한 치료방법을 알려 주었다.

"매일 왼손으로 오른발바닥을 360번 만지고, 다시 오른손으로 왼발바닥을 360번 만지십시오. 내 말대로 하면 악창도 안 나고, 안질도 치료될 것입니다."

환자는 반신반의하며 치료를 위해 날마다 발바닥을 만졌다.

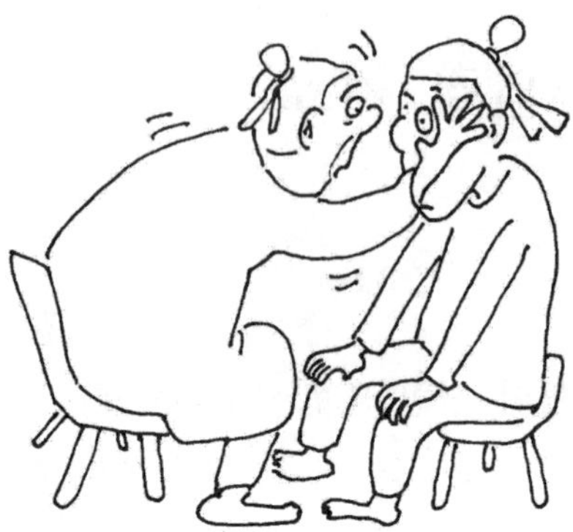

"그래도 명의(名醫) 말을 들어 봐야지!"

그리고 일 주일이 지났다. 과연 발바닥에는 악창이 나지 않았다.

'과연 명의의 치료방법이 들어맞았군!'

안질은 모르는 사이에 저절로 나았다. 그는 기분이 좋아 섭천사에게 갔다.

"의원님! 과연 의원님 말씀대로 하니 이렇게 안질도 낫고, 발바닥에 악창도 나지 않았습니다."

섭천사는 크게 웃으면서 그에게 털어놓았다.

"실제로 발바닥의 악창이 난다는 것은 거짓말입니다. 내가 보기에 당신은 안질로 고생하여 늘 안질을 고민스럽게 여겼습니다. 당신의 안질은 정신적인 영향이 커서 이런 방법을 생각했습니다. 당신이 항상 눈에 신경을 써서 손으로 만지고, 신경을 쓰니 안질이 더욱더 나빠지기에 당신의 주의력을 분산시켜서 다른 곳에 몰두하게 만들었습니다. 그리하여 안질이 점점 좋아진 것입니다."

환자는 섭천사의 설명을 다 듣고 나서 말하였다.

"역시 의원님은 소문대로 명의(名醫)십니다."

10 유완소와 장원소의 만남

장원소는 의술을 배워 하간(河間) 일대에서 많은 병자들을 치료하였지만 명성은 그리 높지 않았다. 하간에서는 신의(神醫)라고 불리는 유완소(劉完素) 의원이 있었다. 그는 1120년에 태어나 1200년에 세상을 떠났다. 그는 강심화(降心火), 익신수(益腎水) 위주로 치료하여 신온대열(辛溫大熱)의 약물보다는 병을 치료할 때는 양제(涼劑, 차가운 약재)로 치료하였다. 그 치료방법은 심장의 화(火)를 내리고, 신장의 수(水)를 보익하는 것이다.

유완소는 오랫동안 병자를 치료하여 많은 사람을 살려 냈다. 하간에서 유완소의 이름이 알려진 지 몇 년이 지난 이후에 장원소가 병을 치료하러 다녔다.

하간에서는 많은 사람들이 유완소와 장원소가 같은 사람인 줄 착각하여 때로는 유완소인 줄 알고 장원소를 찾아가거나 장원소인 줄 알고 유완소를 찾아가는 경우가 많았다.

하간 지방에서 신의(神醫)로 알려진 유완소는 자기 이름을 내걸고 장원소가 환자들을 속이는 줄 알았다.

어느 날, 유완소는 상한병(傷寒病, 지금의 감기)에 걸려 머리가 아프고 열이 나면서 구토를 하였다. 자신이 의원이지만 본인을 치료하지 못 하고 8일 간을 침대에만 누워 있었다.

유완소 의원이 병이 났다는 소문이 장원소에게까지 들려 그는 유완소의 집으로 찾아갔다. 유완소는 그가 오는 것을 보고는 마치 원수를 대하듯이 벽 쪽을 향해 돌아누웠다. 그러나 장원소는 대수롭지 않게 여기며 천천히 말을 건넸다.

"완소 형님! 형님 이름을 항상 들어왔지만 여태까지 인연이 없어 찾아뵙지 못하였는데 오늘에야 형님이 병환에 계신다기에 찾아왔습니다. 제가 못마땅하십니까?"

그 말에 유완소는 자신의 지나친 행동에 조금은 미안한 감이 들어 말을 하였다.

"장원소 의원님께서 직접 오시게 해서 너무 황송합니다. 다른 환자 치료하시는 데 지장을 받으실텐데 그만 돌아가 주시지요."

그러자 장원소는 웃으며 말했다.

"오자마자 돌아가라니요. 내가 왜 왔는지 알고 싶지 않으십니까?"

유완소는 억지웃음을 지으며 말했다.

"허허! 장 의원님이 누워 있는 나를 진맥하고 처방을 써 주시겠다는 말씀이오?"

"그렇소이다. 진맥 한 번만 하게 해주시오. 치료비는 받지 않겠습니다."

병이 위급한 유완소는 마음 속으로 생각하였다.

'그에게 진맥 받는 것이 손해 볼 일은 아니지! 밑져야 본전인데, 만

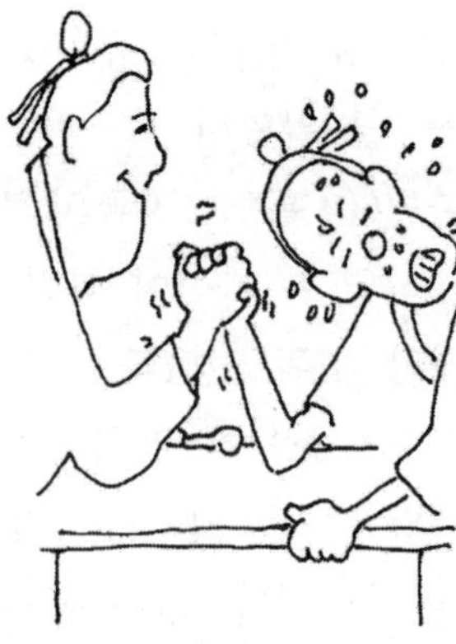

약 그가 쓴 처방이 허무맹랑하면 약을 짓지 않으면 되지 않는가!'

그는 그제서야 손을 내밀었다.

"의원님께서 한량제(寒涼劑, 차가운 약재)를 복용하셨습니까?"

장원소는 그의 맥을 짚어 보며 말했다.

"그런데요."

유완소는 내키지 않는 말투로 대답하였다.

"그렇군요! 선생님은 한량제를 사용하는 명의이시지만 모든 병이 한량제로 치료되는 것은 아닙니다. 선생님은 지금 상한병에 걸렸는데 발한제(發汗劑)로 땀을 내는 것이 당연하지 않습니까?"

이어서 말하였다.

"제가 처방을 써 드리겠습니다. 한번 시험해 보시지요. 3일 후에는 효과가 있을 것입니다."

장원소는 말을 마친 후 처방을 남겨 놓고 떠났다. 처방을 자세히 읽어본 유완소는 곰곰이 생각하였다.

'맞아! 그래, 이 처방대로 약을 지어 먹어보자.'

제자들을 시켜 처방대로 약을 짓고 달여 복용하였더니 온몸에 땀이 흠뻑 나오더니 몸이 가뿐해지고, 연속으로 3일을 복용하였더니 병이 완쾌되었다. 그는 친히 장원소 집에 찾아가 사례를 표하였다.

"선생님이야말로 당대의 명의입니다."

"과찬의 말씀입니다."

그때부터 그들은 좋은 벗이 되어 서로 의술을 연구하게 되었고, 장원소의 명성 역시 널리 퍼졌다.

유완소는 질병을 여러 가지로 분류하였다. 풍(風), 열(熱), 상한(傷寒), 적취(積聚), 담음(痰飮), 수습(水濕), 노(勞), 조(燥), 설리(洩痢), 부인(婦人), 보양(補養), 제통(諸痛), 치루(痔瘻), 학질(瘧疾), 안목(眼目), 소아(小兒), 잡병(雜病) 등 모두 17문(門)으로 분류하였다. 후세의 많은 의원들은 유완소를 추앙하였다.

그는 『선명논방(宣明論方)』 15권(卷), 『소문현기원병식(素問玄機原病式)』 1권, 『상한직격방(傷寒直格方)』 3권, 『상한표본심법류췌(傷寒標本心法類萃)』 2권, 『소문요지(素門要旨)』 8권 등의 명저를 남겨 한의학에 많은 공헌을 하였다. 그리고 장원소는 『병기기의보명집(病氣機宜保命集)』 3권과 『진주낭(珍珠囊)』 등의 저서를 남겼다.

11 부인과와 소아과에 능한 손사막

정관(貞觀, 627~649년)년에 당태종 이세민(李世民)이 심구동통(心口疼痛)으로 고생하여 많은 어의들이 치료했지만 고치지 못하였다. 나중에 손사막(孫思邈)이 병을 고치자 당태종은 그에게 「약왕(藥王)」이라는 칭호를 하사하였다.

손사막은 특별히 부인과와 소아과에 관심을 두고 치료하였으며, 매우 중요시 여겼다. 그리하여 본인의 저서 『비급천금요방(備急千金要方)』과 『천금익방(千金翼方)』에 이렇게 말하고 있다.

“사람은 어린아이가 없으면 어른이 없다.”

책에서는 우선 부인과(婦人科)와 소아과(小兒科) 병에 대해 말하고, 그 다음에 성인과 노인병에 대하여 말하였다.

“부녀의 병은 남자의 병과 다르며, 어린아이의 병은 성인의 병과 또 다르다.”

부인과 소아의 병에 대하여 그는 부인과(婦人科)와 소아과(小兒科)를 만들었으며, 부인과로는 임신, 월경, 임신시 보태와 금기하는 음식 등에 대하여 전문적으로 연구하였다.

한번은 손사막이 길을 가다가 몇 사람이 관을 메고 가는 뒤에 한 노파가 슬프게 울고 가는 것을 보았다.

손사막이 관에 가까이 가서 주위 깊게 살펴보았더니 관 사이로 몇 방울의 피가 흘러나왔다.

그가 다가가서 할머니에게 물었다.

“이 관 안에 누가 죽었습니까?”

"내 무남독녀 딸이 방금 애를 낳다가 죽어 버렸다오. 흑흑…."

손사막은 죽은 지 얼마나 되었는지 물어 본 후 말했다.

"따님은 아직 죽지 않았습니다."

"아니, 아직 죽지 않았다니요?"

"네, 제가 손사막입니다."

"아니 정말 그 유명한 손사막 의원이세요?"

"빨리 관을 내려서 뚜껑을 열어 봅시다."

관의 뚜껑을 열어 보니 부녀자의 얼굴색은 누런빛이었고, 혈색은 도무지 찾아볼 수 없었다.

배는 아직 더부룩해 보였다. 과연 난산이었던 것이다. 그가 부녀자의 맥을 자세히 짚어 보니 약간 뛰고 있었다. 그래서 곧 금침(金針)으로 혈위(침 자리)를 정한 다음 침을 놓았다. 조금 있으니 부녀자가 정신을 차렸다.

"으음…."

부녀자가 몸을 움직이더니 조금 후에는 아기를 출산하였다. 손사막이 보니 갓 태어난 아기의 입은 나쁜 피로 덮여 있고, 온몸은 붉은색으로 조금도 움직이지 않고 마치 숨이 끊어진 것 같았다.

손사막은 재빨리 아기 입에 손을 넣어 입 안에 있는 피를 씻어 주었다.

"할머니 빨리 큰 파를 가지고 오세요."

큰 파를 가지고 오자 파의 잎은 떼어 버리고 아기의 몸을 살살 두드려 주었더니 얼마 안 되어 아기가 울기 시작하였다.

"으앙. 으앙"

"빨리 따듯한 물을 그릇에 담아 가지고 오세요."

그릇 안에 아기를 넣고 몸을 주물러 주었다. 그리고 마지막에는 천으로 몸을 감싸주었다.

손사막은 약도 안 쓰고 어린아이를 살려 냈다.

"어찌 약도 안 쓰고 살리셨습니까?"

"이 아기는 태어나자 입안에 피가 모여 폐가 막히고, 일시적으로 호흡이 정지된 상태였습니다. 그래서 입안의 피를 닦아 주고, 파로 몸을 두드려 약한 자극을 주어 울게 하였습니다."

"그런데 왜 파로 몸을 두드렸습니까?"

"그것은 파로 두드리면 아기의 몸을 상하지 않게 하기 때문이지요."

손사막을 임산부를 치료할 때에 언제나 그들에게 이렇게 말하였다.

"마음을 편하게 먹고 찬바람을 맞지 마세요."

집안 사람들도 임산부의 출산시 당황해서는 안 되고, 근심하는 것을 표현해서도 안 된다고 하였다. 갓 태어난 아기는 얇고 온화한 옷을 입히며, 너무 더운 옷을 입혀도 안 된다고 하였다. 유모에 대한 선택도 엄격하여 병을 가지고 있는 사람은 유모가 될 수 없다고 지적하였다.

당시의 의서(醫書) 중에는 이런 것에 대해 지적한 바가 없었으나 손사막은 이런 세세한 것까지도 지시하였다. 그는 부녀와 소아에 대한 연구를 계속하여 한의학 발전에 크게 공헌을 하였다.

12 임상옥과 인삼 교역권

정조 3년(1779)에서 철종 6년(1855)까지 살았던 임상옥은 4대째 의주에서 전통적인 장사꾼 집안에서 태어났다. 나이 17세 때까지는 아버지 임봉핵이 중국 사신 길을 따라다니며 장사를 배웠다. 그는 만주어와 중국어를 직접 배웠고, 그들의 풍속을 알아 세상 물정을 피부로 배우게 되었다.

그는 사람을 신언서판(身言書判)으로 평가하는 기준도 알게 되었다. 신언서판은 사람이 갖추어야 될 네 가지 조건인 신수, 말씨, 문필, 판단력을 말한다.

임상옥은 열여덟 살이 되던 해부터는 아버지를 따라 인삼보따리를 지고 연경 2천 30리 장삿길을 밟기 시작했다. 32세 때에는 병조판서 박종경과의 연분을 계기로 나라로부터 인삼 교역권을 얻어낸 대담한 배짱과 지략으로 청나라와의 무역에도 성공하였다.

순조 7년(1807년) 총융사 박종경의 아버지 판돈령 부사 박준원은 아영대장, 금아대장에 형조판서를 역임했던 일국의 권신이며, 순조 임금의 외할아버지가 되는 사람이다. 박종경의 누이는 정조의 후궁으로 들어가 수빈이 되어 수빈 박씨가 낳은 아들이 순조 임금인데, 박종경은 상감의 외삼촌이 되는 사람이었다. 바로 박종경의 집에 친상이 났다.

인간 대사(大事) 네 가지가 관(冠), 혼(婚), 상(喪), 제(祭)이기에 팔도 벼슬아치, 거부 사또들이 다투어 얼굴을 내밀어 백 냥, 이백 냥씩 부의금을 보내왔다.

의주 상인 임상옥도 소식을 듣고 5천 냥짜리 어음을 만들어 부랴부랴 박종경 집으로 찾아가서 5천 냥짜리 어음을 눈도 깜짝하지 않고 부의금으로 냈다. 방명록을 정리하던 박종경 대감은 듣도 보도 못하던 이름으로 5천 냥의 거금을 낸 이름 없는 상인 임상옥을 발견하였다.

"임상옥을 사랑으로 불러라!"

임상옥은 이미 하인들을 매수하여 쉽게 사랑방으로 찾아갈 수 있었다.

"대감, 쇤네 의주 임가 문안 아뢰오!"

천하의 군권(軍權)을 잡은 총융사답게 오만하게 한 마디 했다.

"거기 앉게."

박종경 대감은 이 한 마디만 해놓고는 찾아온 임상옥은 그냥 두고 다른 사람과 아랫목에서 이야기만 늘어지게 주고받을 뿐이었다. 그러기를 하루 반나절이 넘어가자 임상옥은 더 이상 견디지 못해 절을 하며 하직 인사를 올렸다.

박종경 대감은 위엄 있는 목소리로 임상옥에게 말했다.

"절을 두 번 하는 것은 돌아가신 분에게만 하는 것인데, 어쩐 일인가?"

"대감님, 첫 번째 절은 인사로 올린 것이고, 두 번째는 쇤네가 이만 물러가겠다고 절을 올린 것입니다."

"거기 앉게!"

그제서야 박종경 대감은 손님을 물리면서 임상옥을 쳐다봤다.

"내가 요새 속이 좀 거북하이."

"대감께서 속이 거북하시다니 쇤네는 뜻을 모르겠습니다. 혹 과식이라도…."

"하하…. 그게 아니야."

"예?!"

"난 요새 서울 장안의 군권과 치안을 맡고 있는 총융사 벼슬을 하고 있는데 하루에 남대문으로 사람이 몇이나 출입하는지 그걸 모르겠어. 몇 사람에게 물어보니 어떤 사람은 대략 2천 명은 넘을 것이라고 하고, 어떤 사람은 7천 명도 넘을 것이라고 대답한단 말이야. 그런데 임 서방은 그 수를 알겠나?"

임상옥은 자기를 시험해 보려는 것을 금새 알아차리고 정신이 번쩍 들어 대답했다.

"두 명입니다."

"두 명이라…."

임상옥은 힘을 주어서 다시 대답했다.

"두 명입니다."

"어째서지?"

"하루에 남대문 안으로 2천 명이 들어오건 7천 명이 출입하건 그 중에는 대감에게 이(利)가 될 사람과 해(害)를 끼칠 사람이 있을 뿐입니다. 그런데 이익도 손해도 주지 못할 사람이라면 대감에게는 아무 의미가 없는 사람이지요."

"그래, 맞아. 두 사람이지!"

이 말의 뜻은 "나 임상옥은 대감에게 이익을 줄 사람입니다"라는 의미가 포함된 말이었다.

이렇게 임상옥은 자신의 순간적인 기지와 담력과 판단력으로 인삼 교역권을 얻게 되었다. 그 당시 인삼 한 근은 은자(銀子) 25냥이었다. 무역량은 8천 근 내지 4만 근이었으니 엄청난 인삼 교역권이었다. 당시 국가 비축 은자의 총액이 42만 냥인데 비해 임상옥이 주무른 인삼 무역액은 은자 1백 냥이 넘었으니 나라의 재정을 잡아 흔든 셈이라고 할 정도였다.

13 왕의 이름과 약초 이름

옛날 봉건사회에서 군주(君主)는 그 위치가 매우 높아 하늘 아래에서 최고의 위치였다. 즉 하늘과 동등시하여 황제들은 이렇게 말하였다.

"짐(君)은 하늘이다. 짐은 신(神)과 같다."

일반 백성은 황제의 이름은 감히 입에 담지도 못하고, 만일 황제의 이름을 맘대로 부르면 죄가 되어 감옥에 가두고 심하면 죽이기까지 하였다.

한약초 이름도 예외일 수가 없었다. 바로 황제의 이름과 같거나 황제의 이름과 발음만 같아도 한약초의 이름을 바꾸었다.

한약초 중에 상산(常山)은 일종의 담(痰)을 토하게 하거나 열을 없애는 약이다. 담으로 인한 간질병과 학질에 쓰이는 데 원래 그 약초의 이름은 항산(恒山)이었다. 이야기에 따르면 서한(西漢) 때 문제(文帝) 왕의 이름인 유항(劉恒)이 즉위를 하여 유항과 항산의 항(恒)이 똑같기에 항산의 이름을 상산(常山)으로 바꾸어 지금까지 사용하고 있다.

석류(石榴)는 석류피, 잎, 꽃 모두 약으로 쓰이는데, 석류피는 설사를 막아 주고, 장에 있는 기생충을 몰아내고, 오래된 설사를 치료하고, 피가 섞인 변혈(便血), 탈항, 정액이 저절로 흘러나오는 활정(滑精), 붕루, 대하, 기생충으로 복통을 일으킬 때 좋은 약초이다.

석류는 옛날에 금앵(金罌)이란 다른 이름이 있었다. 전국(戰國) 시대 오월(吳越) 왕의 이름이 전류(錢鏐)의 류(鏐)와 석류의 류(榴)와 중국식 발음이 똑같아 석류의 이름을 금앵으로 바꾸었다가 오월왕이 죽자 석류의 원명을 다시 사용하게 되었다.

산약(山藥)은 비장을 튼튼하게 하고, 폐를 보하며, 신장을 바로 잡고 정을 튼튼하게 키워주는 좋은 약이다. 『본초강목(本草綱目)』에는 "산약은 신장의 기를 증진시키고, 비장과 위를 튼튼하게 하고, 설사와 이질을 막아 준다(山藥益腎氣, 健脾胃, 止泄痢)"고 기재되어 있는 약으로 원래의 이름은 서여(薯蕷)라고 했었다.

당(唐)나라 때 이예(李豫)가 왕위로 올라 서여의 여와 이예의 예가 발음이 똑같아 서여를 서약(薯藥)으로 바꾸었다. 그런데 송(宋)나라 영종(英宗)인 조서(趙曙)가 즉위를 하여 조서의 서와 서약(薯藥)의 서와 발음이 똑같아 또다시 이름을 바꾸어 산약(山藥)으로 바꾼 것이다.

원삼(元蔘)은 음액(陰液)을 자양하고, 열을 없애 주며, 번조감(煩燥感)을 없애고, 해독하는 효과가 있어 열병과 번갈(煩渴)을 치료한다. 또 허열(虛熱)이 나며, 잠을 잘 때 땀이 나고, 불면증과 피를 토하거나 코피가 날 때, 목 부위가 붓고 아플 때 나력(瘰癧 · 임파결절)을 치료한다. 원삼의 원래 이름은 현삼(玄蔘)이었다. 청(淸)나라 강희(康熙) 황제인 현엽(玄燁)이 즉위하여 현(玄)을 쓰지 못하게 하여 원삼으로 이름을 바꾸었다.

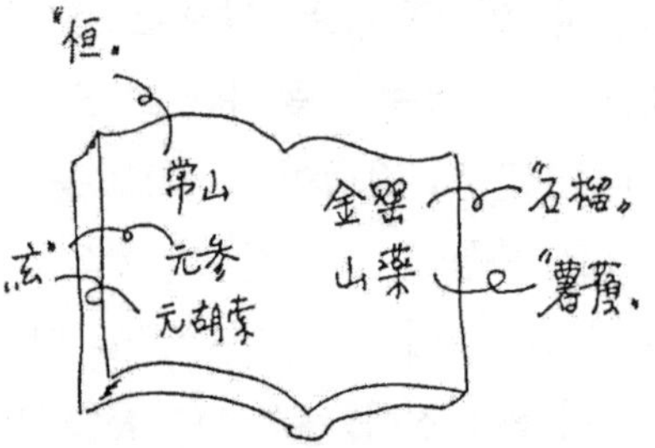

특히 강희(康熙), 옹정(雍正), 건융(乾隆) 세 왕조 때는 「문자옥(文字獄)」이라 하여 필화사건이 있었다. 글을 쓸 때 황제의 이름이 들어가는 글을 쓰면 안 되었다. 만약에 글을 쓸 때 황제의 이름이 들어가면 옥에 가두었기에 「문자옥」이라 하였다.

황제의 이름은 감히 입에 담지도 못했다. 강희 황제의 이름에 현이 있기에 현(玄)을 쓰지 못하였다. 그리하여 현(玄) 대신 원(元)을 써서 약재 중 현명분(玄明粉)은 원명분(元明粉)으로, 현호색(玄胡索)은 원호색(元胡索)으로 바꾸어 지금까지 사용하고 있다.

당시에는 부모님의 함자도 마음대로 부르지 않고 한자 한자 띄어서 대답했다. 하물며 한 나라의 왕의 이름을 마음대로 부를 수 없던 것은 당연한 일이다. 그러나 일본이 조선을 침공하여 조선이름 앞에 왕의 성(姓)을 마음대로 넣어 「이씨 조선(李氏朝鮮)」 또는 「이조(李朝)」라고 하여 나라를 깔보게 만들었다.

일본은 왕의 이름을 마음대로 써서 굴복시키겠다는 의도로 이씨 조선 또는 이조라는 말을 탄생케 하였다. 한약재 이름도 왕의 이름과 같게 바꾸어 부르게 했다. 어찌 한 나라의 국호를 마음대로 왕의 이름을 넣어서 부르게 하였는지 글자에 대한 큰 음모였다. 또한 일제치하 시대에는 조선 사람을 「조센징(朝鮮人)」이라는 말로 깔볼 때 쓰거나 혹 천하게 사용하였는데, 본래의 뜻은 조선인이라고 해서 말 자체는 나쁜 뜻이 아니었다.

지금도 러시아 중앙아시아에 사는 사람들은 「고려인」이라고 부르고, 중국에 사는 교포들을 「조선족」 또는 「조선 사람」이라고 한다. 우리는 지금부터라도 「이씨 조선」이라든가 「이조」라는 말 대신 떳떳하게 「조선」이라는 말을 쓰고 글자에 대한 모욕적인 잔재를 타파해야 한다.

함자(銜字)라는 말은 옛부터 웃어른의 이름자를 말할 때 쓴다. 생존한 분에 대하여는 함자(銜字)라고 하며, 작고한 분에 대하여는 휘자(諱字)라고 한다. 함자나 휘자를 말하는 경우에는 이름자 사이마다 자를 넣어서 부르거나 글자를 풀어서 말하는 것이 예의였다. 이렇듯 부모님의 함자도 귀하게 부르는데 한 나라에 왕이었던 분의 이름을 넣어서 「이씨 조선」, 「이조」라는 말은 앞으로는 쓰면 안 되겠다.

14 임상옥의 배짱과 지략

중국에서 인삼은 세상에서 제일 귀한 약재라 했다. 중국인들 사이에는 고려인삼은 죽은 사람도 살려낸다는 말이 있을 정도로 귀한 약재였다.

한번은 임상옥이 인삼을 마차에 가득 싣고 북경으로 갔다.

"임 대인 이번에도 인삼을 가지고 왔소?"

북경의 규모 큰 장사꾼들이 임상옥이 머무르는 회동관으로 들락거리면서 흥정을 걸어왔다.

"값은 한 냥에 얼마요?"

"은자 5백 냥은 받아야겠소."

"허허, 너무 비싸오. 2백 냥씩에 넘겨 주시오."

임상옥이 북경 장사를 한두 번 다닌 것도 아닌데, 북경 장사꾼끼리는 벌써 불매동맹을 맺고 인삼을 싸게 살 욕심에 가득 차 있었다.

"조선 인삼이 아무리 불로영초라고는 하지만 너무 비싸. 해마다 값은 오르기만 하니 우리 북경 상인들이 버릇을 좀 고쳐 놓아야겠어."

"그러게 말일세!"

"2천 30리를 끌고 온 인삼을 우리가 사주지 않는다면 어쩌겠어. 우리 청국 상인들이 끝까지 버티기만 하면 인삼 값은 도라지 값으로 떨어지고 말걸세."

"과연 그렇게 될까?"

"걱정 말고 자네들은 내 말만 듣게나. 한마음이 되어서 인삼 값을 떨어뜨리자구."

북경의 거상들은 자신들이 한 통속이 되어 불매동맹을 한다면 임상옥의 인삼은 2백 냥이 아니라 나중에는 50냥씩에라도 팔 것이라 생각했다.

"나으리, 북경의 거상들이 인삼을 사려 하지 않습니다."

"…."

북경의 회동관에서 조선 사신들이 머무를 수 있는 것은 일정 기간 동안이다. 기간이 차면 다시 산해관, 요동반도를 거쳐 2천 30리 길을 걸어 조선으로 돌아가야만 했다. 그래서 인삼을 팔지 못하면 객비 뿐만 아니라 여비도 없는 신세가 된다. 이런 자신의 사정을 잘 아는 임상옥도 배짱을 두둑하게 먹고 아무런 내색도 하지 않았다.

"지금 여비로 남겨 둔 은자가 얼마나 되는가?"

"4천 냥이 남았습니다. 그러나 내일 모레면…."

임상옥은 은자 2천 냥을 가지고 북경에서 제일 번화한 청루로 들어갔다. 청루에 들어가자 한자리에서 2천 냥을 다 써버렸다. 그리고 이튿날에 나머지 2천 냥도 다 써버렸다. 그래서 내일이면 회동관을 떠나야 하는 상황이었다. 북경의 거상들은 임상옥의 동정을 낱낱이 살피고 있었다.

"웃기는 짓이지. 아무리 조선 거상 임상옥이지만 이번만은 마음대로 안 될걸…."

"글쎄, 내일이면 북경을 떠날텐데, 아마도 내일이면 싸게 팔아야 할걸."

"이틀 동안을 청루에서 4천 냥을 쓰며 놀았다고 하더군."

마침내 조선 사행들이 북경의 회동관을 떠나 귀국 길에 올라야 할 날이 오고 말았다. 아침부터 날씨는 청명했지만 회동관을 둘러싼 울타리 밖에는 보이지 않는 긴장감이 감돌았다. 임상옥은 일찌감치 아침밥을 먹더니 귀국할 채비를 하며 짐 보따리를 꾸렸다.

"주인님, 인삼을 어떻게 할까요?"

"인삼 짐 전부를 마당 가운데다 쌓아 놓고 불을 질러 버려라!"

"네?"

"어서 시키는 대로 하게!"

임상옥은 느닷없이 노한 얼굴이 되었다. 10여 명의 종들이 그 노기에 질려 정말로 불을 질러 버렸다. 회동관 넓은 마당 한 가운데서 천상천하에 처음 보는 배짱 싸움이 벌어진 것이다. 너도 망하고 나도 망하자는 식이었다. 곧 매캐한 향과 연기가 코를 찌르며 피어오르기 시작하였다.

"조선 거상 임상옥이 수십만 금의 인삼을 태워 버리는구나!"

울타리 밖에서 동정을 살피던 중국 상인들의 얼굴이 파랗게 질려 버렸다.

"인삼을 태우다니, 천하 명약을 불태워 버리다니…."

중국 상인들은 상상을 초월한 임상옥의 미친 짓에 기가 질렸고, 천하의 명약초를 태워 버리는데 그저 분노를 느꼈다. 임상옥의 인삼을 못 사면 올 한해 중국에는 인삼이 없다는 것을 알고 중국 상인들은 임상옥에게 뛰어들었다.

"임 대인! 대체 왜 이러십니까? 이 천하 명약이 재가 되면…."

"천하의 명약이라도 명약을 몰라보는 사람들에게는 팔지 않겠소."

"우리가 인삼을 몰라봤다니요. 어서 불을 끄도록 이르시오."

"당신들에게는 팔지 않겠소."

"값은 얼마든지 내리다! 어서 불이나 끄시오."

승부는 쉽게 끝나고 말았다. 인삼 값은 그 자리에서 몇 배가 뛰어올라 임상옥은 오히려 불태운 인삼 값의 대여섯 배의 이익을 보아 비단을 산더미처럼 싣고 돌아갈 수 있었다.

15 유완소의 이름

중국의 금원(金元) 시대에는 유완소(劉完素), 장자화(張子和), 이동원(李東垣), 주단계(朱丹溪)라는 유명한 의원들이 있었다. 그들을 금원사대가(金元四大家)라 일컬었다.

그 중 유완소는 지금의 하북성 하간현에 해당하는 하간(河間) 출신으로, 1110년에 태어나서 1200년 90세로 운명하였다. 그는 전염병의 원인을 화열(火熱)로 보는 한냉파(寒冷派)의 창시자였다.

유완소는 어려서부터 빈곤한 가정에서 자랐다. 그의 어머니가 불치의 병으로 돌아가신 것을 계기로 의학에 입문하였으며, 이후로는 항상 명의가 되는 것을 꿈구어 왔다.

그는 한의학의 원전이라고 하는 『황제내경(黃帝內經)』의 '소문(素問)'을 주로 연구하여 책을 만들었다. 그가 남긴 저서로는 『소문요지론(素問要旨論)』과 『소문현기원병식(素問玄機原病式)』이 있다.

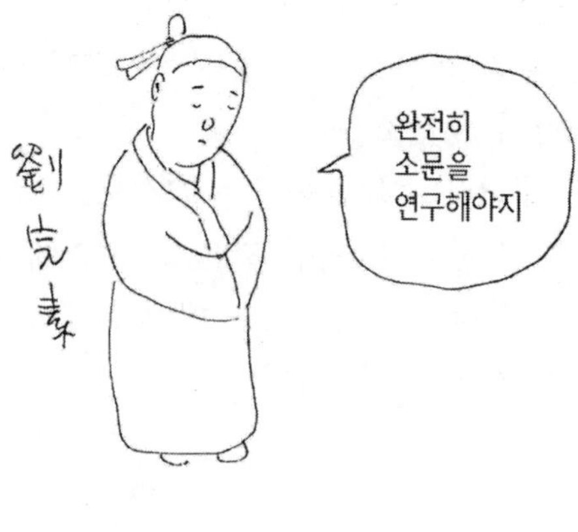

그의 이름인 '완소(完素)'는 앞서 말한 황제내경의 소문을 완전히 연구했다는 의미이다.

황제내경의 오운육기(五運六氣)를 개괄하는 『소문지진요대론(素問至眞要大論)』의 '병기십구조(病機十九條)'에는 논술한다.

六氣皆能化火　육기개능화화

육기(六氣, 여섯 가지 외사)는 화(火)로 변할 수 있다.

외사(外邪)라는 것은 외부로부터 몸에 침입하는 사기(邪氣, 나쁜 기운)를 말하는데, 외사에는 여섯 가지가 있다. 이것을 육음(六淫)이라고도 한다. 외사에는 바람(風), 추위(寒), 여름의 더위(暑), 습한 것(濕), 건조(燥), 화기(火)가 있다. 화기는 온열(溫熱)을 말한다.

① 풍(風)은 바람으로 병이 주로 봄에 발생한다. 땀이 날 때 바람을 맞거나, 혹은 잠이 들 때 바람을 맞게 되면 병이 나게 된다.
② 추위(寒)는 병이 주로 겨울에 발생한다.
③ 여름 더위(署)는 여름에 발생한다. 강열한 햇빛 아래에서 일을 하거나 쉽게 더위를 먹어 생기는 병을 말한다.
④ 습기(濕)는 주로 여름에서 가을로 넘어가는 계절에 발생한다. 더위와 비로 인해 생기는 병이다.
⑤ 건조(燥)는 병이 가을에 발생한다. 건조한 기후로 쉽게 병이 난다.
⑥ 화기(火)는 더운 여름철에 많이 생기는 병이다.

이런 여섯 가지 외사(外邪)가 화(火)로 변할 수 있다는 『진요대론(眞要大論)』의 요지를 고수하겠다는 뜻으로 수진(守眞)이란 자(字)를 지었다. 또한 호(號)는 『황제내경』의 현기(玄機)를 통달하여 처리하는 선비라는 뜻인 통현처사(通玄處士)이다.

그의 의술이 더욱더 높아지자 당시 조정에서는 그에게 「증삼차(曾三次)」의 벼슬을 하사하였으나 거절하고, 나중에 「고상(高尙) 선생」이라는 사호(賜號)를 받게 되었다.

그는 항상 연구하는 마음가짐으로 의학에 대한 강한 집념을 가지고 노력하며 일생을 살았다.

3편. 한의(漢醫)의 발전

1 토기 약탕기

중국 삼국시대(三國時代)에 이름이 육긍(陸矜)이라는 돌팔이 의사가 있었다. 그는 오랫동안 강호(江湖)를 돌아다니며 의술의 경험방을 습득하여 도처에서 치료를 해주고 약을 팔고 다녔다.

어느 해, 그는 떠돌다가 허창(許昌)에 가게 되었는데, 조조(曹操)가 편두통으로 고생한다는 소문을 들었었는데 마침 도처에 방문이 붙어 있는 것을 보았다.

〈편두통을 치료할 수 있는 명의를 구함〉

'그래, 이번을 기회로 출세하는 거야! 조조의 편두통을 반드시 치료해서 출세하고 말거야!'

그는 자신의 의술로 조조의 편두통을 치료하여 권세와 재물을 얻을 좋은 기회라고 생각하여 군영(軍營)으로 찾아갔다.

"제가 책임지고 치료하겠습니다. 만약에 치료를 못하면 제 목숨을 내놓겠습니다. 제발 치료할 수 있게 허락해 주십시오."

그는 조조의 진맥을 보고 처방한 약을 동(銅)으로 만들어진 약탕기에 달였다. 그리고 달여진 한약을 조조에게 가져가 약을 먹었는데 병의 상태는 오히려 심해지기만 했다.

"아니 약을 먹었더니 치료가 되기는커녕 더 아프구나!"

옆에 있던 군의(軍醫)가 조조에게 아뢰었다.

"옛부터 한약은 토기 약탕기에다 달여야 합니다. 그런데 그는 약을 동(銅)으로 만든 약탕기에 달였습니다. 대부분의 의원들은 동으로 만

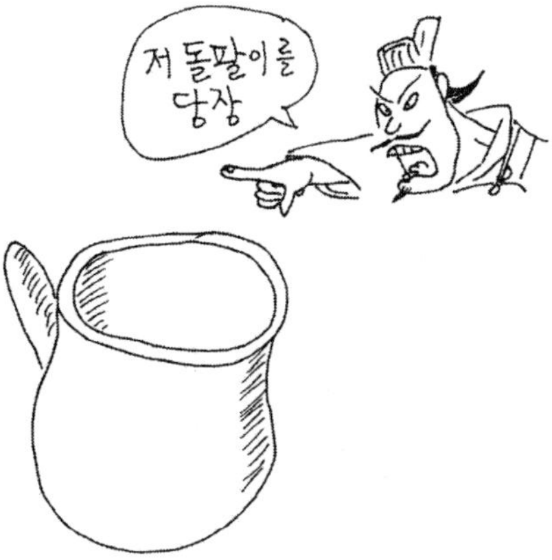

든 약탕기는 사용하지 않는 걸로 알고 있습니다."

조조는 군의의 말을 듣고 소리쳤다.

"그래서 약효는 없고, 병만 악화됐군! 어디 감히 엉터리 돌팔이가 약을…!"

화가 몹시 난 조조는 사병에게 육긍을 문밖으로 끌어내 죽여 버리도록 명령하였다. 이는 약을 달일 때 약탕기 선택도 중요하다는 것을 알려준 이야기이다.

약탕기는 토기로 만든 것이 제일 좋다. 철로 만든 약탕기는 적합하지 않다. 왜냐하면 일부 한약 중에는 수렴성 식물소(植物素)의 일종인 탄닌(tannin)이 함유되어 있는데, 이 성분이 철이나 기타 금속과 만나면 물에 녹지 않은 탄닌산염(tannate)이나 탄닌철(tannin iron) 성분으로 변해서 인체에 악영향을 주기 때문이다.

그 외 한약 성분 중에 치료 작용을 가지고 있는 알칼로이드(alkaloid)는 한약 성분 중에 타닌(tannin)이 없으면 물에 용해되지 않아 약효가 떨어질 수 있다. 그리고 약탕기는 사용 후에 깨끗이 닦아 놓아야 나중에 한약을 끓일 때 약효에 영향을 주지 않는다.

2 상의의국(上醫醫國)

춘추시대의 진평공(晋平公) 17년, 기원전 541년에 진(晋)나라 국왕 진평공(晋平公)이 병에 걸렸다. 진(秦)나라의 진경공(秦景公)은 진평공을 치료하기 위해 의화(醫和)라는 의관(醫官)을 파견하였다. 의화가 진(晋)나라로 오는 도중에 진평공은 꿈을 꾸었는데 그 꿈에 두 사람이 나타나 이렇게 대화하는 것이다.

"의화는 의술이 고명한 의원인데, 전에 있던 무의(巫醫·무당)와는 다르니 우리를 찾아내면 어쩌지? 어디에 숨어 있을까?"

그러자 다른 한 사람이 대답했다.

"심장 아래, 흉격 위인 고황(膏肓)에 숨으면 아마도 찾을 수 없을 거야!"

의화는 진(晋)나라에 도착하자마자 진평공의 병 상태를 진찰하자 대신(大臣) 조문자(趙文子)가 의화에게 물었다.

"저희 국왕의 병이 어떻습니까?"

"저로서는 달리 치료방법이 없습니다. 이미 병이 고황(膏肓)에 있

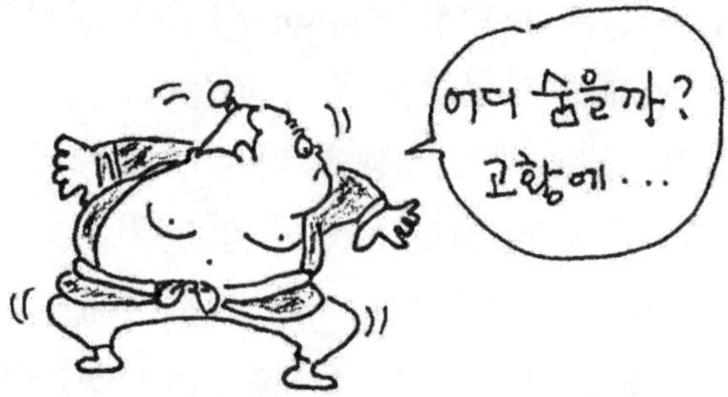

기에 고칠 수가 없습니다."

이후로 병이 매우 위급하고 치료하기 힘들 때에 '병입고황(病入膏肓)'이란 말을 썼다.

조문자는 깜짝 놀라며 다시 물었다.

"대체 무슨 병이길래 고칠 수도 없단 말입니까?"

"당신네 국왕은 귀신이 씌인 것도 아니고, 음식에 의한 병도 아닙니다. 다만 현명한 신하는 멀리하고 여색에만 빠져 생긴 병입니다. 국왕이 황음쾌락(荒淫快樂)만 하니 충신들은 그에게 충언도 고하지 않고, 마음도 떠났지요. 천지신명도 그를 보호하지 못할 것입니다. 만약 국왕의 몸이 회복되어도 모든 제후들은 그를 따르지 않을 것이오."

조문자는 그의 극단적인 말에 불쾌해하며 말했다.

"저와 진(晋)나라 두세 대신은 국왕을 보좌하여 제후(諸侯)의 맹주(盟主)가 된 지 8년이나 되었소. 지금까지 나라 안에는 아무 일도 없이 편안하고, 제후들은 진(晋)나라를 배반한 적도 없는데 무슨 근거로 국왕에게 충신이 없다고 하시오. 또 천지신명도 국왕을 보호하지 못한다니…."

의화는 그의 말에 다시 입을 열었다.

"듣자하니, 큰 나무는 높고 험한 곳에서 자라지 못하고, 소나무와 잣나무는 습기가 많고 낮은 땅에서 자라지 못합니다. 왕이 여색에 빠진 것만으로도 진(晋)나라에 맹주가 되어 지낸 8년은 너무나 길었소. 어찌 유지가 가능하겠소?"

이에 조문자는 기분이 상해 다시 말했다.

"당신은 일개 의관인데, 국가의 질병을 고칠 수가 있다는 말이요?"

"상의의국(上醫醫國)이라 하여 의술이 높은 의사는 나라의 병도 고칠 수 있다는 말이 있소. 사람만 고치는 것이 아니라 나라도 고치는 것이 의관(醫官)의 직책이오."

조문자는 묻는 김에 또다시 물었다.

"그러면 우리 국왕은 몇 년이나 더 살 것 같소?"

의화는 잠시 생각하더니 대답했다.

"만약 제후들이 진(晋)나라를 반대하지 않고 국왕이 지금처럼 계속 여색에만 빠져 있으면 앞으로 3년 밖에 살 수 없습니다. 그러나 제후들이 진(晋)나라를 반대하고 여색을 멀리하면 몸이 회복되진 않아도 10년은 더 살 것이오. 만약 국왕이 10년 안에 죽지 않으면 진(晋)나라에는 큰 화가 닥칠 것입니다."

조문자는 의화의 말을 귀담아 듣지 않고 그를 보냈다. 다음 해에 조문자는 죽었고, 제후들은 진(晋)나라를 반대하며 초(楚)나라를 따랐다. 진평공은 근심 걱정으로 지냈고, 정말 10년이 지나자 진평공도 죽었다.

그 후에 상의의국(上醫醫國)이라는 고사가 나와 명의와 높은 의술을 칭송하는 데 사용하였다. 또한 정치를 잘 하는 현명한 대신들을 가리키는 말로도 사용하였다.

이 이야기는 『국어(國語), 진어팔(晋語八)』에 나오는 말이다.

의화(醫和)는 춘추시대의 진(秦)나라 사람으로 최초의 전문직 의원 중의 한 사람이다. 옛날에는 전문적인 의원보다는 문학가이며 의술을 하거나, 공직에 있으며 의원을 하는 분들이 많았지만, 의화는 백성의 치료만을 하는 전문직 의원이었다.

후세 사람들은 그를 화완(和緩)이라고 불렀다. 의화는 최초로 육기태과(六氣太過)가 병의 원인이 된다고 말했다.

天有六氣, 淫生六疾, 過則爲災	천유육기, 음생육질, 과즉위재
陰淫寒疾, 陽淫熱疾, 風淫末疾	음음한질, 양음열질, 풍음말질
雨淫腹疾, 晦淫惑疾, 明淫心疾	우음복질, 회음혹질, 명음심질

하늘에는 여섯 가지 기운이 있고, 도리에 어긋나
여섯 가지 질병이 과하게 되면 즉 재앙이 된다.
음사(陰邪)는 한(寒)의 질병을 만들고,
양사(陽邪)는 열(熱)의 질병을 만들며,
풍사(風邪)는 말기의 질병을 만들고,
습사(濕邪)는 소화기 질병을 만들며,
컴컴한 사기(邪氣)는 정신질환을 만들고,
밝은 사기(邪氣)는 심장질환을 만든다.

또 그는 설명하였다.

疾如蠱, 非鬼非食, 惑以喪志 질여고, 비귀비식, 혹이상지

질병은 마치 악기(惡氣)와 같고,
귀신과 음식이 아니고 의심하게 하여
의지(意志)를 죽이는 것이다.

3 이침(耳針)과 노지에(Nogier)

당나라에 손사막(孫思邈)의 저서 『비급천금요방(備急千金要方)』에는 귀에다 침을 놓는 이침(耳針)으로 황달과 한서역독(寒暑疫毒) 등을 치료했다고 기재되어 있다. 명나라 때 『침구대성(針灸大成)』에는 뜸을 이첨(耳尖, 귀의 위쪽 끝부분)에 놓아 각막염을 치료한 것이 기재되어 있다.

귀의 혈 자리를 발견하여 세계 최초의 이혈도(耳穴圖)를 만들게 되었다. 1957년 불란서 의사인 장 폴 노지에(P. Nogier)는 귀의 모양이 마치 태아의 형상(倒置胚胎)처럼 되어 있다고 주장하였다. 이것은 이혈 분포를 초보적으로 제시한 것이다.

의사 노지에(Nogier)는 일찍이 침구술을 배웠으며, 그는 외과진료를 하였다. 어느 날 고질적인 좌골신경통 환자가 진찰실에 찾아왔다. 환자는 민간요법으로 시술하는 의사에게서 불에 달군 젓가락으로 귀에 화상을 입히는 방법으로 치료를 받았다. 그 후로 좌골신경통이 없어졌으며, 통증도 완전히 사라졌다.

"아니, 그동안 아팠던 좌골신경통이 없어졌어요!"

"예!?"

이런 방법이 한의학에서 온 것이라 노지에는 놀랐다.

"맞아, 한의학 고서(古書)에 이침(耳針)이 있었지!"

그는 흥분된 마음으로 귀에 화상을 입혀서 치료하는 의사를 방문하여 그 치료법을 배웠다.

'귀에 화상을 입히면 고통이 극심할 텐데…. 다른 방법이 없을까?'

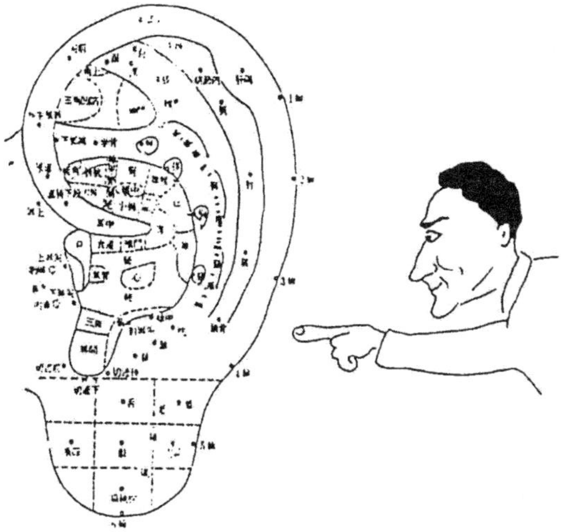

그는 골똘히 생각하였다.

"그래, 맞아! 침술을 이용해 보자!"

그는 귀에다 침을 놓으니 똑같은 치료효과를 보았다.

노지에 의사는 한방의 침구 기초이론을 바탕으로 6년간 연구를 하였다. 마침내 이침(耳針)으로 각종 동통과 고혈압, 월경불순과 정신병 등을 치료할 수 있었다.

그 외에도 광범위하게 사용하여 이혈도 분포의 법칙을 제시하였으며, 귀의 모양이 마치 태아가 거꾸로 있는 형상으로 「이혈치료도(耳穴治療圖)」를 만들었다.

이혈요법(耳穴療法)은 불란서에서 동양으로 전수되어 점진적으로 각국의 의료계가 관심을 갖게 되었다. 후에 이혈도는 점점 체계화되어 많은 발전을 하였다.

4 의성(醫聖) 장중경(張仲景)

장중경(張仲景)의 이름은 기(機), 자(字)는 행(行)이며, 남양군(南陽郡) 사람이다. 남양은 지금의 하남성(河南省)의 남양이다. 그는 부모를 존경하는 효자였고, 어려서부터 경서(經書)를 탐독하였으며, 한(漢)나라 영제(靈帝, 168～189년) 때에는 '효렴(孝廉)'에 천거되었는데, 그때 나이가 불과 17세였다.

그는 장사(長沙)의 태수(太守)로 있었으며, 의술을 더욱더 연구하여 동한(東漢) 시대에 양대 명의(名醫) 중의 하나가 되었다. 그를 '의중지성(醫中之聖)', 또는 '의방지조(醫方之祖)'라고 칭호하였으며, 다른 명의는 누구나 알고 있는 신의(神醫) 화타(華陀)이다.

당시는 정세가 불안하고 국가 간의 전쟁과 전염병이 유행하였다. 이 시대의 사회배경은 그가 의술을 부단히 연구하게 하였다. 당시의 중국 사회에서는 무당이 주술로 사람의 질병을 고칠 수 있다고 하여 부적과 법술(法術)만으로 많은 생명들을 죽게 하였다. 질병이 있어도 의학으로 치료를 받지 못하는 그때의 배경이 그에게는 의학을 더욱 연구하게 하는 계기가 되었다.

장중경의 집안은 남양성 중에 200여 명이나 되는 대가족이었는데, 10년 동안에 상한병(傷寒病)으로 집안 식구의 3분의 2가 죽었다. 장중경은 어린 시절을 이러한 죽음의 그늘 아래서 보내게 되어 의학을 배워야겠다는 결심을 하게 된 것이다.

그는 의학에 관한 서적을 탐구하며, 그 당시 명의인 장백조(張伯祖)에게도 찾아가 그의 문하에서 의술을 배웠다. 장백조는 장중경의 후덕한 성품이 마음에 들어 자신의 임상경험을 모두 전수하여 주었다.

장중경은 인품이 좋고 학문이 뛰어났으며, 부모에게 효도하여 그가 불과 17세 때에 효렴(孝廉)으로 천거되었다. 명성 있는 학자와 정치가에게 찾아가 자신의 부족한 점을 찾아 조언을 들었으며, 그는 지식을 더욱더 늘이고 식견을 넓혔다.

당시 서생들에게는 오직 공명과 이익을 추구하며, 의학에 대하여 경시하는 풍조가 있었다. 또 백성들은 건강에 대해 무지하여 병이 나면 일단 술사(術士)나 무당에게 의탁하여 쉽게 생명을 잃곤 했다. 이에 장중경은 생명의 존귀함을 다시 한번 생각하며, 의학 발전을 위하여 헌신하기로 결심하였다.

장중경은 스승인 장백조(張伯祖)로부터 배운 그 동안의 의술경험과 지식을 분석 정리하고 본인의 임상을 가하여 의술을 발전시켰다.

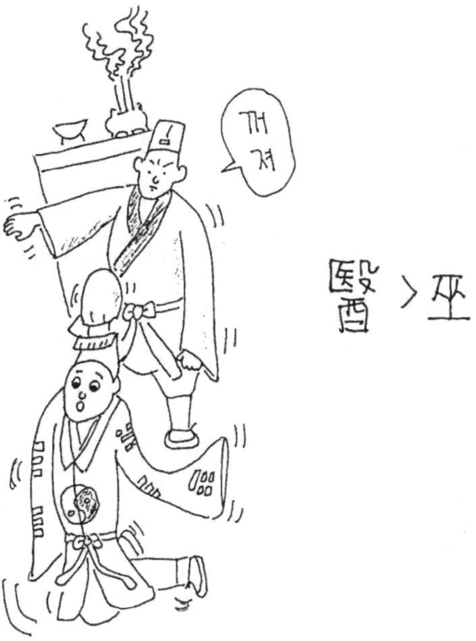

난치병 환자가 있으면 밤을 새워 치료방법을 찾아내 치료하였고, 희생과 근면으로 의학 연구를 계속하였다.

장중경은 옛 고서에 나와 있는 의학을 다시 한번 연구하여 임상과 학술의 다른 점을 찾아내 바로잡았다. 그래서 그의 명성은 더욱더 높아졌고, 그를 찾는 환자들은 날이 갈수록 많아졌다. 특히 백성들이 미신과 귀신을 숭배하는 심리를 타파하였다.

당시 상한병(傷寒病)이 창궐하여 많은 사람들이 죽었다. 전염성이 강한 상한균(*Typhoid bacillus*)의 감염으로 일단 발병이 되면 치료가 힘들었고, 병균이 장내에 있으면서 혈액, 변, 오줌으로 병균을 배출하였다. 증세로는 열이 나며, 춥고, 변비도 있고, 설태(舌苔)가 두껍고 식욕이 없어진다. 더욱 심해지면 정신이 혼미해지고, 온종일 정신을 못차리며, 치료시기를 놓치면 무력해지며, 결국에는 죽는다.

상한병이란 현대의 감기를 포함한 유행성 질병을 말한다. 지금은 좋은 치료법이 많아졌지만, 당시로는 치료방법이 없어 많은 사람이 죽었다. 장중경은 이런 상한병에 대해 특별히 관심을 가져 수년 간의 연구와 경험을 토대로 마침내는 『상한론(傷寒論)』이란 위대한 서적을 저술하였다. 이 책이 후대에 약으로 치료하는 경전(經典)으로 여겼다. 지금도 한의학 책인 『본초학(本草學)』이나 『방제학(方劑學)』의 처음 부분에는 상한론에 관한 신온해표약(辛溫解表藥)으로 시작하고 있다.

한의학에는 자기만 알고 있는 좋은 치료 처방이 있으면 혼자만 알아두고 처방하려는 경향이 있다. 그러나 장중경은 많은 사람들이 치료되기를 원해 자신이 심혈을 기울러 연구하여 만든 비방을 세상 사람들에게 공개를 하였다.

신의(神醫)인 화타(華陀)도 상한론을 읽고 나서 너무나 감격하여 다음과 같이 감탄하였다.

"이것이야 말로 사람들을 구하는 위대한 활인서(活人書)다!"

상한론은 한(漢)나라 때 대표적인 의학 서적이 되어, 한(漢)나라의 의학이란 의미에서 「한의학(漢醫學)」이라는 말이 탄생된 것이다.

상한론에는 외감증(外感症) 397가지의 치료방법을 제시하였고, 단방(單方, 한 가지 약초로 치료하는 처방) 113개가 있으며, 병(病)과 증(症)의 진찰을 생동감 있게 상세히 기술하였다. 그는 환자를 진단할 때는 특별히 조심했고, 확실한 증상을 찾기 전에는 경솔한 처방을 내려 약을 쓰지 않았다. 그는 다음과 같이 말했다.

省疾問病	성질문병
務求口給	무구구급
相對斯須	상대사수
便處湯藥	변처탕약
按寸不得尺	안촌불득척
握手不得足	악수불득족
人迎趺陽	인영질양
三部不參	삼부불삼
動作發息	동작발식
不滿五十	불만오십
短期未知決候	단기미지결후
九部曾無髣髴	구부증무방불
明堂闕庭	명일궐정
盡不見察	진불견찰
所謂窺管而已	소위규관이이
夫欲視死別生	부욕시사별생
固亦難矣	고역난의

질병을 살피고, 병을 묻고, 힘써 물으며 입으로 말한다.
모름지기 상대를 대할 때는 탕약이 편리하다.
촌맥(寸脈)을 눌러서 보고, 척맥(尺脈)에서는 잡지 말며,
다리에서 잡지 말고 손에서 잡아라.
삼부(三部)에서는 참여하지 말고, 움직이며 숨을 쉬고,
50이 되지 않아도 단기간에 결정적인 증후를 알지 못하고,
구후(九候)는 전과 유사하지 않다.
한 궁궐이 밝아지며 다 보지 않아도
소위 대롱을 보고 버리는 것이다.
이는 보기에 죽은 것 같아 다시 살아나지 못하기에
고로 치료하기 힘든 것이다.

그는 상한론 중에 증상 발전의 과정과 현상, 인체의 저항력의 강약, 생리・병리의 반응, 병세의 경하고, 중하고, 완만하고, 위급한 변화 현상을 좇아 서술함과 동시에 '삼음삼양(三陰三陽)'으로 귀납(歸納)하여 증후(症候)를 여섯 개로 나누었다.

예로서, 태양증(太陽症)은 사기가 인체의 표(表)에 있어 일반 발열성 질환이다. 양명병(陽明病)은 위장질환으로, 소양병(少陽病)은 병의 사기(邪氣)가 반표반리(半表半裏)로 양성병(陽性病)의 질환이다.

태음병(太陰病)은 병의 사기가 몸 안에 있으며 허한(虛寒)의 현상이 있는 자이며, 궐음병(厥陰病)은 반리반표(半裏半表)로 흉부에 있으며, 소음병(少陰病)은 병이 리(裏)에 있으며 허양(虛陽) 증상이 있는 사람이다.

그는 음(陰), 양(陽), 표(表), 리(裏), 한(寒), 열(熱), 허(虛), 실(實)로 이렇게 병증(病症)을 여덟 가지로 판별하는 방법을 이용하였고, 음양(陰陽), 표리(表裏), 한열(寒熱), 허실(虛實) 등 팔강(八綱)

도 응용하였다. 이런 것은 계통적 분석과 귀납을 하여 후세 의사들의 병 진단학을 체계화하였다.

그 외 한(汗)·토(吐)·하(下)로 병을 치료하는 세 가지 방법이 있다. 한(汗)은 땀을 내어 열을 없애는 방법을 사용하는데, 주로 마황탕(麻黃湯) 같은 종류를 위주로 사용한다. 토(吐)는 토하여 사기를 몰아내는 방법인데, 과체산(瓜蒂散)을 위주로 사용한다. 하(下)는 배설하여 도정부양(導正扶陽)하여 승기탕(承氣湯), 오령산(五苓散), 치자탕(梔子湯) 같은 종류를 사용한다.

장중경은 상한론 이외에 『금궤요약(金匱要略)』, 『평병요방(評病要方)』, 『요부인방(療婦人方)』, 『오장론(五臟論)』, 『구치론(口齒論)』 등의 귀중한 책들을 저작하였지만 아깝게도 대부분 소실되었다.

장중경은 약물의 보존과 복용방법을 간편히 하려고 약물을 환제(丸劑), 산제(散劑), 고약(膏藥)으로 만든 성약(成藥)의 창시자이기도 하다. 장중경은 의학에 많은 공헌을 하였고, 그는 수천만 명의 생명을 구했다.

장중경은 어려서부터 편작(扁鵲)을 동경하고 존경하였다. 더욱이 편작이 제환공(齊桓公)의 병 상태를 말한 '육불치(六不治)'에 대한 이야기를 통해 그의 신기(神技)에 가까운 의술에 탐복하지 않을 수 없었다. 장중경 또한 여러 해 동안 의학을 통해 치료하면서 편작과 같은 유사한 경험을 하였다.

장중경이 낙양(洛陽)과 수무(修武)에 있을 때 한 청년 문학가를 알게 되었는데, 그는 『등루부(登樓賦)』의 저자인 「건안칠자(建安七子)」의 왕걸(王桀)이었다. 왕걸의 자(字)는 중선(仲宣)이고, 재능이 뛰어나고 자태 또한 듬직하며, 기상도 높았다. 장중경이 왕걸을 알게 되었을 때는 왕걸의 나이가 불과 20세였다. 왕걸의 기상은 바로 뜨는 해와 같았고, 말할 때 풍기는 언어 또한 고상하기만 하였다.

장중경은 왕걸의 얼굴색을 보며 관형찰색(觀形察色)을 하여 보니 몸의 상태가 정상이 아니란 것을 알게 되었다. 그는 자세히 얼굴을 살핀 뒤에 그에게 말하였다.

"왕걸 선생, 당신 몸에 병의 뿌리가 자리잡고 있네요?"

왕걸은 그 소리를 듣고 기분이 몹시 나빴다.

"내가 무슨 병이 있다고 그러십니까? 다시 보시오. 나의 지금 상태는 매우 좋습니다. 조금도 불편하지 않습니다."

장중경은 다시 진지하게 권고를 하였다.

"당신이 느끼지 못할 때이니 병의 뿌리는 그리 깊지 않습니다. 지금 한약을 복용하면 근본적으로 치료될 것입니다. 그러나 지금 치료하지 않으면 병이 점점 심해져 나중에는 불치병이 될 것입니다."

왕걸은 장중경의 말을 받아들이지 않고 속으로 생각했다.

'이 사람이 자기가 의원이라고 괜히 이름을 내려고 이러는구나.'

"내가 정말 병이 있다면 어떡하시려고요?"

"내가 오석산(五石散)을 드릴 테니 빨리 약을 복용하면 치료될 것입니다."

왕걸은 장중경의 말을 듣고는 다시 물었다.

"그러면 대체 내가 무슨 병에 걸렸는지요?"

장중경은 천천히 입을 떼었다.

"선생의 병은 무서운 마풍병(痲瘋病)입니다. 만약 선생께서 내 말을 믿지 않고 약을 먹지 않으면 20년 후에 당신의 눈썹은 점점 빠지고, 그로부터 반년 후에 죽을 것입니다.'"

장중경은 성심성의껏 설명해 주었다.

왕걸은 속으로 비웃었다.

'흥! 이 사람이 어찌 20년 후의 일을 아나?'

"좋소! 당신의 충고를 받아들이겠소. 약을 주면 내가 복용하리다."

장중경은 오석산(五石散)을 왕걸에게 주었다. 그 후 며칠이 지나 장중경이 왕걸을 만났는데 그의 얼굴색을 보니 조금도 변함이 없었다.

“아니 선생은 귀중한 생명을 어찌 그리 소홀히 생각하십니까?”

왕걸은 장중경의 병이 있다는 말을 곧이듣지 않고 약을 먹지 않았던 것이다.

어느 덧, 세월이 유수와 같이 흘러 20년이 지나 왕걸의 나이가 40세가 되었다. 장중경이 20년 전에 말한 대로 왕걸은 눈썹이 빠지기 시작하더니 187일 만에 죽었다. 이러한 사실을 알게 된 사람들의 입에서 탄성이 나왔다.

“과연 장중경은 의중지성(醫中之聖)이다!”

5 약 끓일 때 쓰는 물

현대에는 한약을 끓일 때 쓰는 물을 그다지 중요시하지 않지만, 옛날 사람들은 한약을 끓일 때 쓰는 물에 많은 연구를 하였다. 수질에는 경중(輕重)이 있고, 성질(性質)에는 동정(動靜)이 있고, 미(味)에는 후박(厚薄)이 있다고 인식하였다. 그리고 지역에 따라 수질의 차이가 있다. 약을 달이는 물에 따라 약효도 다르다.

여기에는 과학적인 규명도 있다. 예로부터 마산의 몽고정은 옛부터 물맛이 좋아 그곳의 물로 술을 담근 명주가 있다. 또 천호동의 약수, 청주의 약수 등은 옛부터 알려져 있다. 이렇듯 수질이 양조하는 데 중요한 역할을 한다. 마산의 몽고정은 고려시대 칭키스칸의 군대가 이곳까지 와서 이 우물을 먹었다고 해서 몽고정이라 불렀다. 이 물로 만든 간장은 다른 간장과 비교된다.

각 지하수 중에는 화학 원소의 성분과 함량이 다르다. 각종 미량원소는 인체에 지대한 영향을 미치기에 어떤 물을 선택하여 약을 달이느냐에 따라 약효가 다르게 나타난다는 것이다.

동한(東漢) 시대에 장중경의 『상한잡병론(傷寒雜病論)』에는 약용에 쓰는 물을 청장수(淸漿水), 감란수(甘瀾水), 요수(潦水), 마비탕(麻沸湯), 백음(白飮) 등 이렇게 다섯 가지로 구분하고 있다.

그 후에 역대 의술가들이 보충하고 발전시켜 몇십 가지로 구분하였다. 『본초강목』에는 하늘에서 만든 물인 천수(天水) 30가지와 땅에서 만든 물인 지수(地水) 30가지로 구분하였다.

다음은 물을 여러 가지로 분류하여 정리한 것이다.

① 계절수(季節水) : 춘하추동 계절의 물이다. 이 물은 각 계절의 타고난 기(氣)를 지니고 있기에 성질이 각각 다르다. 물론 사용할 때는 다른 처방이 된다.

• 우수(雨水)는 입춘 때 내린 빗물로서 함평무독(鹹平無毒), 승발지기(升發之氣)를 갖추고 있다. 발산(發散), 보중익기약(補中益氣藥)에 사용하면 효과가 있다. 즉 맛은 짜고, 차갑지도 더운 성질도 아니고 독이 없으며, 기를 위로 올라가게 한다. 땀을 내거나 몸의 기를 보하는 약에 쓰이면 효과가 있다.

• 노수(露水)는 가을 이슬을 채집한 물로서 거서(祛暑), 윤폐(潤肺) 약에 사용하면 효과가 있다. 즉, 여름 더위를 가시게 하고, 폐의 기를 잘 돌게 하는 효과가 있다.

• 액우수(液雨水)는 입동(立冬) 후 10일에서부터 소설(小雪)까지에 채집된 빗물을 액수(液水)라고 한다. 살충, 소적(消積) 약에 사용하면 효과가 있다. 즉 몸의 벌레들을 죽이며, 몸의 뭉친 곳을 풀어주는 효과가 있다.

• 설수(雪水)는 눈을 녹인 물로서 성질이 대한(大寒)이고, 계절의 온열(瘟熱), 전광(癲狂)병의 약에 사용하면 효과가 있다. 열병과 정신 질환의 병에 사용하면 효과가 있다.

② 천상공중수(天上空中水) : 이것은 지면에 떨어지기 전의 물로서 오염(汚染)이 안된 상태의 물이다.

• 요수(潦水)는 빗물인데, 땅에 떨어지기 전의 물로서 조비위(調脾胃), 거습열(祛濕熱) 약에 사용하면 효과가 있다. 미(味)는 박(薄)하다. 즉 맛은 엷고, 소화기 계통을 조절하고, 몸의 습과 열을 제거하는 약에 사용하면 효과가 있다.

•상지수(上池水) 또는 반천하(半天河)라고 하는데, 중국 남북조(南北朝) 시대 때 저명한 의술가인 도홍경(陶弘景)은 "차죽리두수급(此竹籬頭水及) 공수혈중수(空樹穴中水)"라고 말했다. 즉 이것은 대나무 울타리 꼭대기에 있는 물이나 나무 구멍에 있는 물이라는 것이다. 전해 오는 말로는 편작(扁鵲)이 상지수(上池水)를 마시고 인체 내부 오장육부를 보았으며, 심지어 사람 뒤에 있는 것도 보였다고 한다.

③ 지상(地上) : 수원(水源)이 크고, 계절과 기후에 제한을 두지 않고 대부분 많이 사용하는 물로서 여러 가지가 있다.

•장류수(長流水) 또는 동류수(東流水), 천리수(千里水), 감란수(甘瀾水)라고 하는데, 강이나 하천에 흐르는 물이다. 이 물은 병후의 허약증, 비위부족(脾胃不足), 과로 후의 음허(陰虛) 등에 사용하면 효과가 있다. 즉 소화기 계통이 약하거나 과로 후에 몸이 약해졌을 때 사용하면 효과가 있다.

•역류수(逆流水)는 강이나 하구에 역류하는 물로서 중풍(中風), 졸궐(卒厥), 두풍(頭風), 학질(瘧疾) 등의 병에 사용하면 효과가 있다. 장류수나 역류수는 부패하지 않고 신선하며, 깨끗한 것이 특징이다. 즉 중풍이나 별안간 쓰러졌을 때, 머리가 지근거리며 아플 때, 학질 등의 병에 사용하면 효과가 있다.

④ 지하수(地下水) : 지하수는 광물질이 풍부하게 함유되어 있어 치료 작용이 있다.

•온천수(溫泉水)는 온탕(溫湯)이라 하며, 외부를 씻으면 개선(疥癬), 풍습관절동통(風濕關節疼痛, 현대의 신경통), 반신불수 등에 유효하다. 즉 피부의 옴, 신경통, 반신불수 등에 효과가 있다.

•신급정수(新汲井水)는 우물물을 길어서 쓰는 물로서 열리(熱痢), 보음(補陰), 퇴허열(退虛熱), 반위(反胃), 소갈(消渴) 등에 쓰인다. 농촌에서 많이 쓰이는데 우물물은 청결해야 하고, 비교적 이상적인 약 달이는 물이다. 이 물은 열을 동반한 이질이나 몸의 진액을 보할 때, 평소에 열이 많아 그 열을 없앨 때, 위가 거북하고 식사를 못 하고 토할 때, 입이 마르고 물이 많이 먹힐 때 등에 사용하면 효과를 본다.

⑤ 가공수(加工水) : 옛 사람들은 자연 그대로 물이 부족하여 자연물을 가공하여 질병을 치료하는 데 이용하였다.

•명수(明水)는 방수(蚌水), 방저수(方渚水)라고 한다. 큰 말씹조개(蚌蛤)에 빙편(冰片)을 조금 넣으면 오래 되지 않아 액체를 분비한다. 이것을 채집하여 한약을 끓일 때 넣으면 감한(甘寒)하고 청열(清熱), 생진(生津) 작용을 한다. 또 명목안신(明目安神)하고, 소아의 번열(煩熱)을 없애고 지갈(止渴)한다. 청(淸)나라 때 유명한 설생백(薛生白) 의원은 열사(熱邪)가 표리(表裏) 삼초(三焦)에 가득 있을 때 이 물로 치료하였다. 즉, 눈을 밝게 하고, 소아들의 열과 입이 마를 때 사용하면 효과가 있다.

•생숙탕(生熟湯)은 음양수(陰陽水)라고 하며, 생수와 끓인 물을 반반씩 넣은 것으로 소식(消食) 용토(湧吐) 약에 사용한다. 그 외 가공 후의 약용 물은 부뚜막 위의 오래된 진흙 조심토(灶心土)로 만든 물, 난초에 담근 물인 침란수(浸蘭水), 대장간의 칼을 달군 물인 마도수(磨刀水), 쌀 뜬물인 미감수(米泔水) 등이 있다.

약을 달이는 물의 종류는 다양하지만 가장 기본적으로는 수질이 좋아야 하고, 청결하고 잡물질이 없으며 신선해야 한다.

중국의 성도(成都) 지역에 1947년 온병(溫病)이 심하게 퍼졌을 때 이사치(李斯熾) 의원에게 어떤 환자가 왕진을 청했다. 이 의원은 환자의 망색(望色)과 진맥(診脈)을 해보았더니 온병(溫病)으로 변증하여 약을 처방해 주자 환자는 돌아갔다. 이틀 후 환자가 이 의원을 다시 찾아왔다.

"의원님이 주신 약을 먹었더니 병이 더 심해져 번조발광(煩燥發狂)이 되는 군요!"

번조발광이란 몸이 불안하고 초조하며, 가만히 있지 못하는 것을 말한다. 이 의원은 자신이 내린 처방을 검토하였다. 그러나 처방에는 아무 이상이 없었다. 마침 환자가 약 찌꺼기를 가져왔길래 자세히 보았다.

"혹시 먹던 한약을 볼 수 있을까요?"

의원이 환자가 먹던 한약을 보니 끈끈한 상태로 되어 있었다. 이 의원은 환자에게 물어 보았다.

"한약에 어떤 물을 넣었나요?"

환자가 가져온 물은 색깔은 우윳빛이 나고 손으로 만져 보니 미끌거렸다. 물은 깨끗하지 않고 탄산나트륨 가루도 묻어 나왔다.

"이 물은 강한 알칼로이드(alkaloid)가 함유된 물입니다. 한약을 이 물로 끓여서 약효가 제대로 나지 않은 것입니다."

이 의원은 약 처방을 바꾸지 않고 그대로 하여 이번에는 신선한 우물물로 끓여 먹게 하였다. 과연 환자는 광조(狂躁)에서 안정을 찾고 몸이 나았다. 이 의원은 다시 약 한 첩을 더 먹게 하여 환자의 몸은 호전되어 치료가 되었다.

인체의 70～80%는 물로 구성되어 있다. 따라서 인체에 있어 물은 매우 중요한 부분이다. 체내에서 1～2%의 물만 잃어도 갈증과 괴로움을 느낀다. 그리고 물을 5% 정도 잃으면 반혼수 상태에 빠지고, 12%

정도 잃으면 신진대사가 원활하지 않아 체내의 독소를 배출시키지 못해 자가중독을 일으키고, 일 주일 이내에 사망하게 된다.

물은 우리의 입을 통하여 위와 장으로 내려가 흡수되어 간장과 심장으로 순환되고, 혈액과 세포로 순환이 되며, 신장을 통해 배설이 되는데, 생명유지에 필수적인 역할을 한다. 순환하면서 동화기능, 배설기능, 체온조절기능을 얼마나 수행하느냐에 따라 건강에 영향을 끼친다.

물은 생리적으로 신장의 부담을 덜어 주어 건강 유지를 해주며, 혈액의 농도를 묽게 하여 뇌졸중을 막아 준다. 중년 이후로는 물을 많이 마시는 것이 좋다. 또한 목 점막의 저항력을 길러 감기를 예방하고, 감기가 발생하였을 때 물을 충분히 마시면 열이 빨리 내려간다.

술을 마실 때 물을 충분히 마시면 간장의 부담을 줄여주며, 과음 후의 두통은 체내의 수분 부족이기 때문에 물을 충분히 마시면 예방된다. 알러지 질병이 있는 사람이 물을 마시면 원인물질이 배출되어 알러지를 치료해 주며, 운동 후에 물을 많이 마시면 피로가 빨리 풀린다. 그리고 노인들은 수면 부족이 쉽게 되기 때문에 물을 충분히 섭취해야 한다.

물을 마시는 방법은 깨끗하고 순수한 물을 차게 자주 마시며, 하루에 약 2ℓ의 물을 마시면 좋다. 물에는 미네랄 성분이 있는데, 인체를 구성하는 요소 중 3.5% 밖에 차지하지 않는다. 이 미네랄에는 다량원소와 미량원소가 함유되어 있다. 다량원소는 칼슘, 인, 칼륨, 유황, 나트륨, 연소, 마그네슘 등이 있으며, 인체의 약 3%를 차지하고 있다. 미량원소에는 철, 망간, 동, 요오드, 아연, 몰리브덴, 불소, 크롬, 비소 등이 있는데, 이것은 인체의 0.5% 밖에 되지 않는다. 이러한 물이 한약을 끓일 때 매우 밀접한 관계를 갖게 되는 것이다.

6 세종대왕의 건강진단서

세종대왕은 1439년 세종 21년 6월 21일의 『세종실록』에 42살 때 자신의 몸 상태를 기록하였다. 세종대왕은 22살에 왕위에 올라 54살에 하직할 때까지 32년 동안 늘 격무에 시달려 40대에는 건강이 급속히 나빠졌다.

세종대왕은 29명의 자식을 두었다.

「내가 젊어서부터 한쪽 다리가 지나치게 아팠는데 10여 년 만에 조금 나았다. 또 등도 부종으로 아픈 지 오래이다. 등이 아프니 마음대로 돌아눕지도 못해 그 고통은 참을 수가 없다. 지난 계축년 봄에 온천에서 목욕을 하려 했으나 개간에서 폐가 백성에게 미친다고 하고, 대신도 안 된다고 말하는 이가 있었다. 그러나 두세 사람이 온천을 청하길래 온천에서 목욕을 했더니 과연 효험이 있었다. 그 뒤에 이따금 다시 발병할 때가 있으나, 그 아픔은 전보다 덜했다. 또 소갈증이 있은 지 열서너 해가 되었으나 이제는 조금 나았다. 지난 해 여름에 또 안질을 앓아 오래 정사를 보지 못하다가 가을, 겨울에 이르러 조금 나았다. 지난 봄 무술을 배운 뒤에는 왼쪽 눈이 아파 안막을 가리는데 이르고, 오른쪽 눈도 어두워져서 한 걸음 사이의 사람이 있는 것은 알겠으나 누구인지를 알지 못하겠으니, 지난 봄에 무술을 배운 것을 후회한다. 한 가지 병이 겨우 나으면 한 가지 병이 또 생기매 나의 노쇠함이 심하다」

세종 23년(1441년) 11월 20일 조정은 청나라에 간 사신 고득종이 왕의 허락 없이 세종대왕의 병을 알리고, 청의 황제로부터 약재를 얻어 왔다.

『세종실록』에 따르면 고득종은 청나라의 예부 상서 호영에게 이렇게 말했다.

"우리 전하께서 요즈음 북쪽 오랑캐가 변경을 침략해 밤낮으로 근심하시기 때문에 소갈병을 얻은 데다 또 안질이 있어서 청나라 조정에 아뢰어 의약을 묻고자 하나, 다만 번거롭게 할까 두려워 감히 못할 뿐입니다."

고득종은 세종의 건강을 걱정하는 충성심에서 이렇게 말을 했지만, 외교관의 잘못으로 국가 기밀인 왕의 건강 상태를 알리게 되었다는 죄로 그 당시 고득종과 함께 있었던 서장관 김담, 이순지, 김지, 김한, 김신들은 의금부에 가두어 심문하였고, 아직 돌아오지 않은 고득종에게는 체포령이 내려졌다.

7 최초의 관장법(灌腸法)

장중경(張仲景)은 젊은 시절 동향 사람인 장백조(張伯祖)에게 의학을 배웠는데, 그는 총명하여 모든 것에 통달하여 의학공부의 진보도 빨랐다. 장중경은 하나를 배우면 열을 알 정도였다.

어느 날, 한 환자가 찾아오자 장백조가 물었다.

"증세가 어떤가?"

"예, 입이 마르고 입술이 바삭바삭 타 들어가며, 열이 높고 정신이 약해집니다."

장백조는 환자의 맥을 보고 옆에 있던 장중경에게 말했다.

"이 병은 열사상진(熱邪傷津) 체허변비(體虛便秘)이네. 즉 열이 몸의 진액을 손상시키며, 몸이 허약한 변비라네!"

장백조는 환자가 변비이기에 강한 설사약을 써야 됐지만, 환자의 몸이 허약해 잘못하면 몸이 감당하기가 힘들므로 약을 맘대로 쓸 수가 없었다. 반나절이나 깊이 생각했지만 좋은 처방이 떠오르지 않았다.

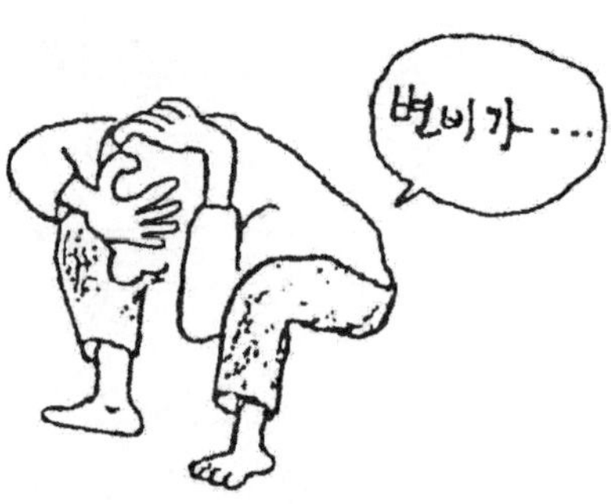

스승이 속수무책이라 옆에 있던 장중경도 여러 가지 치료방법을 생각하다가 돌연히 좋은 처방이 떠올라 스승 앞으로 갔다.

"제게 좋은 방법이 생각났습니다."

그는 치료방법을 스승인 장백조에게 자세히 설명했다. 장백조는 장중경의 말을 듣자 찌푸려졌던 양미간이 펴졌다.

장중경은 동으로 된 그릇에 꿀을 넣고 미지근한 불에다 끓이면서 나무젓가락으로 계속 저으니 꿀이 점점 끈적끈적해졌다. 끓인 꿀이 식혀지기를 기다려 길고 가느다랗게 해서 끝을 약간 뾰족하게 만들어 환자의 항문에다 천천히 밀어 넣었다. 그러자 잠시 후에 환자의 항문에서 변이 나오기 시작했다. 그리고 몸의 열사(熱邪)도 같이 몰아내어 환자의 건강이 회복되었다.

스승인 장백조는 이런 치료법에 매우 감탄하였다. 이것이 세계 최초로 약물을 사용한 관장법인 것이다.

이후에 장중경은 본인의 치료 경험을 적은 『상한잡병론(傷寒雜病論)』에 이 관장법을 기재하였으며, 처방 이름은 「밀전도방(蜜煎導方)」이라 하였다. 이 치료 처방은 상한병에 있어서 진액 휴손(虧損)이 심한 대변비결(大便秘結)의 병증을 치료하는 데 유효하다. 대변비결은 줄여서 변비라고 한다.

이런 처방을 생각한 장중경은 후세에 의성(醫聖)으로 추앙받았다.

8 이동원(李東垣)과 보음약

금원(金元)에는 유명한 의원이 네 분 있었는데, 이들을 「금원사대의가(金元四大醫家)」라고 불렀다. 공사학파(攻邪學派)의 장자화와 쌍벽을 이루며 대립하는 이동원(李東垣)의 학설이 있다. 이 학설은 소화기 계통의 비장과 위장을 보하여야 한다는 온보비위(溫補脾胃)로 질병을 치료하는 것이다. 후세 사람들은 '보토파(補土派)'라고 불렀다.

어느 날 변경(汴京)에서 술을 관리하는 왕선포(王善浦)가 병에 걸렸다. 변경은 북송(北宋) 시대 때의 수도로 지금의 하남성(河南省)의 개봉(開封)시이다.

왕선포의 병 증세는 소변이 잘 나오지 않고, 눈이 돌출되고, 복부가 팽창되어 마치 북과 같고, 무릎은 딱딱하고, 음식을 못 먹어 생명이 매우 위험하였다. 그는 허다한 의원을 청해 치료했지만 속수무책이었다. 대부분의 의원들은 감담삼설(甘淡滲泄) 약의 이뇨 약물을 처방하였다. 감담삼설약이란 현대로 말하면 소변을 잘 나가게 하는 약물을 말한다.

병의 상태가 매우 위급하여 집안 식구들은 유명한 이동원 의원에게 왕진을 부탁하였다. 이동원 의원은 환자를 자세히 보고 진맥하였다.

'이 병은 매우 복잡하구나. 일반적인 방법으로는 치료가 안 되겠군!'

이동원 의원은 환자의 식구들에게 말했다.

"내가 집에 가서 치료방법과 처방을 생각해야겠습니다."

"그렇게 하시죠. 빨리 좀 오셔서 치료를 해주세요!"

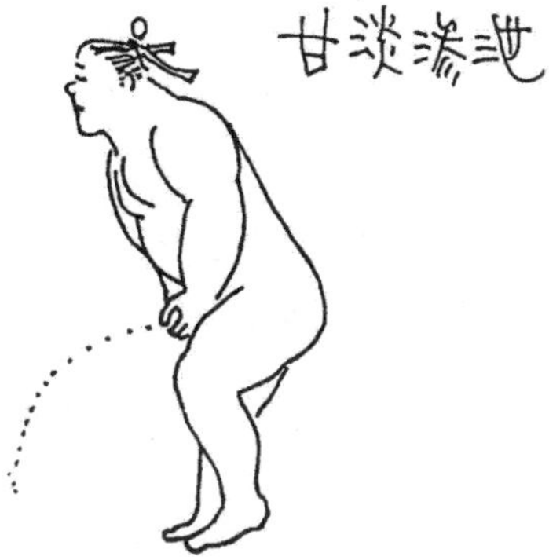

"알겠습니다."

이동원 의원은 집에 돌아와 환자의 증상을 생각하며 의서 『내경(內經)』을 보며 치료방법을 생각했지만 별다른 생각이 떠오르지 않았다. 어느덧 밤이 되었지만 그는 옷도 벗지 않은 채 침대에 올라가 치료방법을 계속 연구하였다. 그는 심야에 별안간 이불을 젖히고 벌떡 일어나며 소리를 질렀다.

"방법이 생각났어!"

이어서 혼자 말했다.

"『소문(素問), 영란비전론(靈蘭秘典論)』에 '방광자, 주도지관, 진액장언, 기화즉능출의(膀胱者, 州都之官, 津液藏焉, 氣化則能出矣)'라고 쓰였지!"

이동원 의원은 생각하였다.

"그래, 환자가 소변이 안 나오는 것은 기화불리(氣化不利)이기 때문이야! 전에 의원들이 담삼(淡滲)의 양약(陽藥)으로 기화(氣化)를 촉진시켰는데 왜 안 되었을까? 왕빙(王冰)이 해석한 『내경(內經)』에는 '무양자, 음무이생 ; 무음자, 양무이화(無陽者, 陰無以生 ; 無陰者, 陽無以化)'라고 했는데…."

기화(氣化) 과정은 음정(陰精)과 양기(陽氣)를 서로 돕는 공동 작용으로 완성된다. 그런데 환자가 오래된 병 때문에 감담삼설(甘淡滲泄) 약으로 화양(化陽)하여 음액을 손상하니 양(陽)은 있는데 음(陰)이 없어 기화가 안 되어 치료가 안 되었던 것이다.

그는 다음 날 일찍 환자의 집으로 가서 자신 있게 보음약(補陰藥)을 복용하게 하였다. 환자가 보음약을 먹었더니 몸이 점점 회복되어 완치되었다.

몸에는 음과 양이 있다. 음은 진액, 땀, 침 등의 모든 물질을 말하고, 양은 기(氣)를 말한다. 이 환자는 몸이 약하여 음액이 모자라서 오는 병이기에 음액을 보충하는 한약을 복용하여 완치한 것이다. 소변이 안 나가는 것만 치료한 것이 아니라, 전체적으로 몸을 보해서 치료했다는 것이다.

9 태의서(太醫署)

수(隋)와 당(唐)나라 때는 문화가 찬란하였고, 또한 의학도 발전하였다. 그 당시에는 의학 방면의 임상이 풍부한 경험으로 각종 전염병과 병리, 해부도 진일보 발전하였다. 치료체제도 근본적으로 변화하였다. 그 당시 관에서 주관하는 의원인 태의서(太醫署)가 있어 침구를 전문하는 과목이 설립되었고, 의학교도 설립되어 태의서에서 책임 관리하였다.

그곳에서는 침사부(針師部), 안마사부(按摩師部)가 있으며, 침박사(針博士), 침조교(針助敎), 침사(針師), 침공(針工), 침생(針生), 안마박사(按摩博士), 안마사(按摩師) 등의 직책이 있었다.

침박사가 교육을 담당하여 경맥, 공혈(孔穴), 침구(鍼灸) 방법 등을 가르쳤다. 교재로는 『침경(針經)』, 『소문(素問)』, 『침구갑을경(鍼

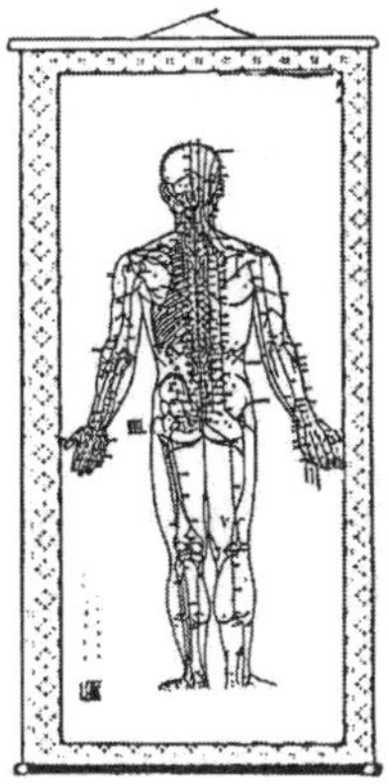

灸甲乙經)』을 기본 교재로 하였다.

이것은 세계 최초의 의무 행정과 의학교육의 기구였으며, 846년에 창설된 이탈리아의 사례르노(Salerno) 의과학교보다 200여년이나 앞선 것이다.

수(隋)와 당(唐)나라 때 경락도(經絡圖)는 색깔별로 그려졌다. 견권(甄權)의 『명당인형도(明堂人形圖)』 또한 색깔별로 그려졌고, 손사막(孫思邈)의 『명당인형도』를 기초로 정면, 측면, 배면의 경락을 색깔별로 세 폭 크기의 경락도가 그려졌다. 그 중에 십이 경맥을 구별하여 청(靑), 적(赤), 황(黃), 백(白), 흑(黑) 다섯 가지 색으로 표시하였고, 기경 팔맥은 전부 녹색으로 표시하였다. 침구의학 역사상 경락도에 채색하는 선례를 남겼다. 왕도(王燾)도 십이경맥의 분포를 열두 폭의 경락도로 그렸다.

10 침구 혈위(穴位)의 유래

옛날, 석기시대 때 어느 농부와 사냥꾼이 같은 동네 이웃으로 살았다. 어느 날 사냥꾼의 다리에 통증이 생겨 집에 누워 있었다. 그는 며칠 동안 집에만 누워 있었지만 조금도 호전될 기미가 보이지 않았다.

그는 다리가 아파도 사냥을 가야 하기에 이를 악물고 외출할 수밖에 없었다. 아픈 다리를 끌고 산으로 올라가는데 순간 발을 헛디뎌 넘어지게 되었다. 그는 공교롭게도 다리에 피가 흐르는 것을 보았다. 그러나 피가 흐르는 동안 아픈 다리의 통증이 사라졌다. 사냥꾼이 다리를 자세히 보니 뾰족한 돌부리에 다리가 찔려 출혈이 났던 것이다.

"피는 나지만 다리의 통증이 없어졌네!"

그는 다리의 피가 난 자리를 자세히 보니 그곳은 비골소두(腓骨小頭) 아래의 요함처(凹陷處, 함몰부위)였다.

"이상하다! 돌부리에 찔렸는데 다리의 통증이 없어지다니…."

그는 그날 산에 가볍게 올라 산토끼와 꿩을 많이 잡아 집으로 돌아왔다.

그리고 어느새 반년이나 흘렀다. 옆집 농부의 다리가 아파 침상에서 일어나지 못하고 있었다. 그 소식을 들은 사냥꾼이 이웃인 농부의 집을 방문하였다.

"웬일입니까? 어디가 아파요?"

"예, 다리가 아파서 일어설 수가 없어요!"

"어디 좀 봅시다."

아픈 자리를 보니 전에 자신이 아픈 곳과 똑같았다. 그때 산에서 돌

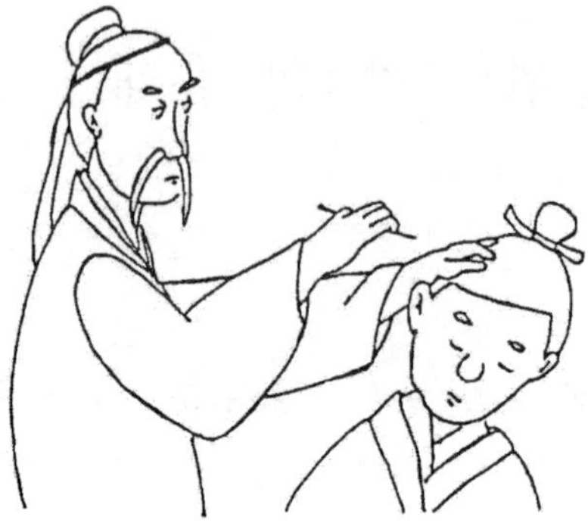

부리에 찔려 치료되었던 것이 생각났다.

'맞아, 그런 일이 있었지!'

사냥꾼은 집 밖에 나가서 뾰족한 돌을 집어 들고 환자의 방으로 돌아왔다.

"아니! 웬 돌을 들고 오셨습니까?"

"잠자코 있어요. 내가 알아서 치료할테니…."

사냥꾼은 농부의 다리에 외측(지금의 양능천 혈 자리)에 상처를 내었다. 그러자 아픈 다리의 통증이 경감이 되어 점점 치유되었다. 후에도 농부가 통증이 있는 곳에 돌을 갈아서 찌르니 아픈 곳이 치료되었다.

당시 사람들은 그곳을 혈위(穴位, 혈 자리)라고 하였고, 막연하나마 그곳을 '폄구처(砭灸處)'라고 하였다. 바로 이것이 '폄침(砭針)', 즉 돌침이었다. 세월이 지나고 풍부한 경험이 쌓여 사람들은 혈위가 명확하게 인체 내부의 통로와 연결되어 있고, 기혈(氣血)이 운행이 되며, 인체의 내외(內外)와 연결되는 것을 알게 되었다. 이것이 바로 경락(經絡)이다.

11 척택(尺澤)

명(明)나라 때 구주 지방에 왕(王) 씨 성의 한 남자가 무거운 것을 들다가 허리를 다쳤다.

"허리를 전혀 움직이질 못하겠어!"

그는 인근에 용하다는 의원들에게 침을 맞았지만 별로 차도가 없었다. 친구가 그에게 문병을 왔는데 양계주 의원을 추천하였다.

"양계주 의원에게 침을 맞으면 나을텐데."

"아까도 침은 맞았는데…."

"글쎄, 양계주 의원의 침은 달라. 그의 침을 맞고 단박에 일어서는 사람도 봤어."

그는 사람을 보내 양계주 의원에게 왕진을 청했다.

양계주 의원이 왕진을 와서 그를 보니 허리가 삔 것을 단번에 알았다.

"허허! 허리를 꼼짝도 못하겠구만."

"의원님, 하루 벌어 먹고 사는 막노동꾼이 이렇게 누워 있으니 빨리 낫게 해주세요. 허리와 옆구리가 많이 아픕니다."

"그럼세. 빨리 낫게 해주지."

양계주 의원은 침통에서 침을 꺼내 팔꿈치 안쪽의 척택혈(尺澤穴)에다 침을 놓고 위중(委中) 혈과 인중(人中) 혈에도 침을 더 놓았다. 침을 놓은 지 얼마 안 되어 환자가 말했다.

"의원님, 허리가 편해지는 것 같아요. 통증이 사라졌어요."

양계주(楊繼州)의 자(字)는 제시(濟時)이고, 명(明)나라 때 구주

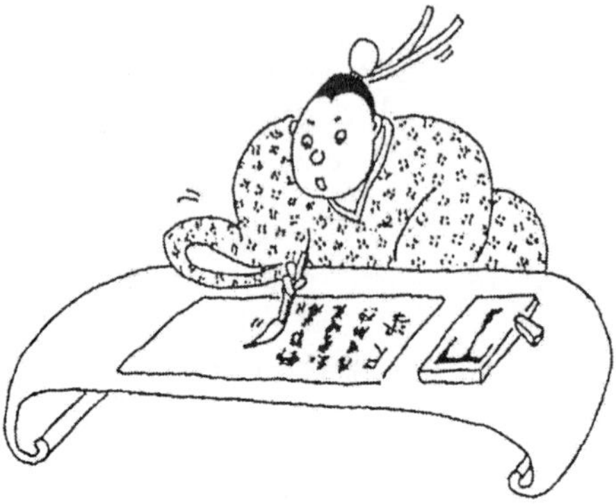

사람으로 구주는 지금의 절강성(浙江省)의 구현이다. 할아버지는 태의(太醫)로 있었으며, 양계주도 태의원에서 태의로 임직을 받았다.

그는 1522～1620년의 사람으로 그의 조부는 황제의 명을 받아 『집험의방(集驗醫方)』을 저술하여 천하에 알렸다. 어렸을 때부터 유학(儒學)을 공부하고 학문을 닦아서 가정(嘉靖) 때 어의(御醫)로 임명을 받고, 융경(隆慶) 2년인 1568년에 성제전(聖濟殿)의 태의원(太醫院)에 임명을 받았으며, 만력(萬歷)에는 의관(醫官)으로 지냈다.

그는 오직 의술을 열심히 하여 질병이 있는 병자를 고쳐 그 명성이 널리 펴졌다. 한번은 산서(山西)의 감찰어사 조문병(趙文炳)이 병에 걸렸다. 많은 의원들이 치료했지만 효과가 없어 양계주 의원을 초청하여 진맥을 보았다.

"도대체 무슨 병이길래 많은 의원들이 병을 못 고쳤습니까?"

"이 병은 위비병(痿痺病)입니다."

양계주 의원은 미소를 지으면서 침을 세 방 놓아 그를 치료하였다. 양계주 의원은 유명한 『침구대성(針灸大成)』을 저술하였으며, 또한 『원기비요(元機秘要)』도 저술하였는데 분실되어 전해 내려오지 못했다.

척택(尺澤)은 팔의 척골(尺骨) 부위에 있으며, 택(澤)은 못을 의미하므로 수태음폐경(手太陰肺經)이 맥기(脈氣)가 마치 물이 돌아오는 듯한 곳이라는 의미의 혈 자리이다.

척택은 폐결핵, 각혈, 폐염, 기관지염, 효천(孝喘), 인후종통(咽喉腫痛), 흉막염, 방광 괄약근마비(요실금), 소아마비, 팔 경련, 견갑(肩胛) 신경통, 단독(丹毒)에 사용한다.

척택에 침을 놓으니 최근에는 혈압이 떨어지는 효과가 있다고 해서 고혈압 환자에게 효과가 있다. 또한 결장(結腸)의 연동 작용이 조절되어 결장하부 혹은 직장(直腸)의 연동 작용이 증강이 되는 것을 발견하였다. 고질적인 해수(咳嗽) 환자 440명에게 척택에 스트렙토마이신(streptomycin)을 주사하였더니 96.8%는 효과가 있었고, 나머지 14명만 효과가 없었다.

또 비뉵(鼻衄·코피) 환자 220명에게 좌측 척택에다 자침(刺針, 침을 놓음)하니 효과는 100%였다. 척택의 공능(功能)은 청설폐열(淸泄肺熱), 화위이기(和胃理氣), 서근지통(舒筋止痛)이다.

12 진맥의 대가

서진(西晉) 시대 때, 왕숙화(王叔和)는 환자를 보는 법이 매우 신묘하였다. 어느 노동자가 냉병(冷病)으로 침대에 드러누웠다. 그는 너무 추위를 타서 두꺼운 이불을 덮고, 침대 밑에는 화로를 넣어 활활 타오르게 하여 추위를 없애려고 하였지만 환자는 여전히 추위를 탔다.

환자의 가족들은 돌팔이 의원을 모셔다가 진맥을 받았다.

"어디 한번 진맥을 봅시다."

"…."

"어허! 매우 심각한데, 오석산(五石散)을 먹어야겠어!"

"얼마나 먹어야 하나요?"

"십여 첩은 먹어야 하네."

오석산(五石散)은 일명 한식산(寒食散)으로 한식(寒食), 한음(寒飮), 한의(寒衣), 한와(寒臥)에 능하며, 추위를 타면 탈수록 좋아서 환자의 정신을 차리게 하여 위(魏)나라와 진(晉)나라 때 매우 유행한 처방이다. 그러나 이 처방은 오래 복용하면 이따금 죽기도 하였다.

환자가 오석산을 먹으면 먹을수록 추위는 더욱더 탔다. 심지어 여름철에도 솜을 누빈 옷을 입어야 했다. 어느덧 겨울이 오고 가족들은 이번에는 왕숙화 의원을 청하게 되었다.

왕숙화 의원은 진맥을 하더니 말문을 열었다.

"이 병은 대열병(大熱病)이구만!"

"다른 의원은 냉병(冷病)이라고 하였습니다."

"내가 시키는 대로 하면 틀림없이 치료가 된다네."

"정말로 치료가 됩니까?"

"우선 옷을 다 벗고 돌 위에 앉아 있게나."

왕숙화 의원은 가족들을 시켜서 도자기 병에 물을 담아 오라고 하더니 환자의 머리 위에다 계속 물을 뿌리도록 지시하였다. 환자의 머리에다 수십 병의 물을 뿌리니 환자는 거의 다 죽어 갔다. 가족들은 측은하여 눈물을 흘렸다.

물을 70~80번을 뿌리자 환자의 몸에서 김이 나기 시작하였다. 그때 왕숙화는 가족들에게 마른 수건을 가져다 환자의 몸을 닦아 주라고 하고 침대에 눕혔다. 그 후로는 두꺼운 이불이 필요 없게 되었고, 이튿날에는 완치되어 침상에서 일어나 정상적으로 생활하였다.

형대보(邢大寶)라는 환자가 왕숙화 의원을 모셔다 진맥을 보았다. 그의 증상은 두훈(頭暈, 머리의 어지럼증)과 목현(目眩, 눈의 현기증)에다 체력기쇠(體力氣衰)하였다. 왕숙화 의원은 진맥한 후에 환자의 가족에게 말했다.

"형(邢) 도련님은 상한(傷寒)으로 병이 치료가 안 됩니다. 이렇게 맥(脈)이 나타나지 않으면 일 년 이내에 죽을 것입니다. 이미 늦어서 치료가 안 됩니다."

과연 일 년이 다 되자 형대보가 세상을 떠났다. 왕숙화 의원은 사람의 맥을 통해 오래 살 사람인지 금방 죽을 사람인지를 알 수 있었다.

왕숙화의 이름은 희(熙)였고, 서진(西晉) 고평(高平) 사람이다. 고평은 지금 산서(山西)성의 진성현북(晉城縣北)이다. 그는 서기 약 3세기 말에 진무제(晉武帝) 태강년(太康年)에 태어났다. 학문 닦기를 좋아하여 의서를 연구하고 독파하여 선인들의 경험방을 연구하였다.

그는 의서 중 명저(名著)인 장중경(張仲景)의 『상한잡병론』을 연구하여 정리하였다. 서한(西漢) 말년 시에는 군벌할거(軍閥割據)하였고 전쟁이 계속되어 서진(西晉)까지 내려오다 보니 장중경의 『상한잡병론』은 이미 많이 손실되었다.

옛날에는 대나무에 조각하여 글을 파서 끈으로 묶어 책(冊)을 만들었다. 책(冊)이라는 한자는 대나무 조각을 끈으로 이은 것이란 표현이다. 이미 손상된 『상한잡병론』에 왕숙화가 노력하여 본인의 의학적 의견을 정리하고 만들었다. 그 책을 『상한론』과 『금궤잡병론』으로 만들어 외감병(外感病)과 내과병(內科病)으로 구별하여 명저(名著)를 만들게 되었다. 왕숙화의 노력으로 장중경의 의서는 지금까지 연결되어 왕숙화의 『정통의방(精通醫方)』이란 명저로도 만들어졌다.

특히 왕숙화의 『맥경(脈經)』은 24가지의 맥의 상태를 기록한 최초의 맥에 대한 의서이다. 아랍의 명의인 아비센나(Avicenna 980~1037년)는 그의 저서 『의전(醫典)』에 맥에 대한 것을 처음 소개하였다. 이 책은 282년 서진(西晋) 시대에 왕숙화(王叔和)가 저술한 『맥경(脈經)』보다 700년이나 뒤떨어진 것이다. 그 당시 왕숙화는 요골동맥에서 24가지의 맥의 종류를 파악하는 방법을 기재하였다. 그는 최초의 맥에 대한 의학자였다.

맥의 종류는 부맥(浮脈), 규맥(芤脈), 홍맥(洪脈), 활맥(滑脈), 삭맥(數脈), 촉맥(促脈), 현맥(弦脈), 긴맥(緊脈), 침맥(沈脈), 복맥(伏脈), 혁맥(革脈), 실맥(實脈), 미맥(微脈), 삽맥(澀脈), 세맥(細脈), 연맥(軟脈), 약맥(弱脈), 허맥(虛脈), 산맥(散脈), 완맥(緩脈), 지맥(遲脈), 결맥(結脈), 대맥(代脈), 동맥(動脈)이다.

맥을 크게 8가지로 나누어 사람의 맥상을 명확한 기준으로 분별하고 정하였다.

13 발바닥의 용천(湧泉) 혈

『사기(史記), 편작창공열전(扁鵲倉公列傳)』에는 용천(湧泉) 혈로 치료한 이야기가 있다.

어느 날, 제북왕(濟北王)의 유모가 몸이 아파서 매우 힘들어했다.

"웬일인가?"

"예, 발에 열이 나서 견딜 수가 없습니다."

제북왕은 유모의 말을 듣고 사람을 시켜서 의원을 불렀다.

"순우의(淳于意)를 대령시켜라!"

순우의 의원은 유모의 맥을 보며 말했다.

"족열(足熱)이 심한가?"

"예!"

옆에서 제북왕이 순우의에게 물었다.

"웬일인가? 무슨 병인가?"

"열궐(熱蹶)입니다."

"그래, 순우의 의원께서 치료할 수 있겠는가?"

순우의 의원은 고개를 끄덕이며 침통에서 침을 꺼내 발바닥 세 군데를 찔렀다.

"어떤가? 발바닥에 열감이 있는가?"

"침을 맞는 순간 신기하게도 열이 없어진 것 같습니다."

순우의는 바로 용천(湧泉)에다 침을 놓은 것이다. 용천혈은 족소음신경(足少陰腎經)의 시작하는 혈로서 이곳은 혈압을 떨어뜨리는 작용을 한다. 애조훈구(艾條熏灸, 뜸의 일종)로 하면 태아의 위치를 교

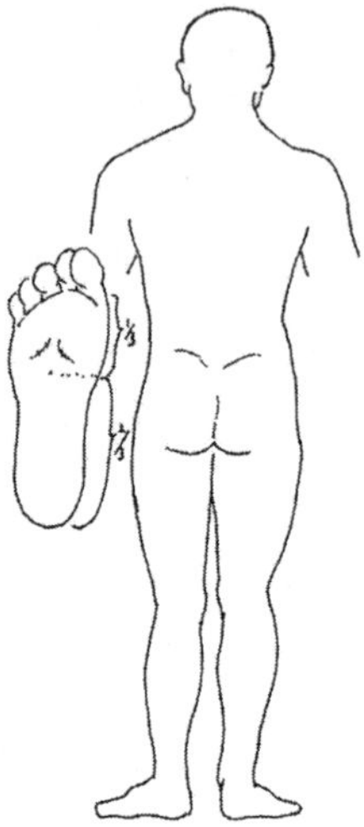

정시킬 수 있다. 임신 28주 후에 태아의 위치가 교정이 안 되면 제왕절개수술을 해야 하는데, 이때 용천혈을 꾸준히 애조훈구로 하면 태아의 위치를 교정시킬 수 있어 순산을 할 수 있다.

동물실험 결과 용천혈을 자극하면 뇌의 5-hydroxytryptamine과 noradrenalin의 분비가 변화되는 것을 발견할 수 있었다. 또한 산후에 유즙(乳汁) 분비가 안 되는 환자 83명에게 용천혈을 자극해 주었더니 그 중 80명은 효과가 있었고, 나머지 3명만 효과가 없었다. Hysterical syncope에도 효과가 있다.

비뉵(鼻衄 · 코피) 환자에게 용천혈을 자극해 주면 한 번에 지혈이 된다. 그리고 고혈압 환자 22명에게 용천혈을 자극해 주었더니 서장압(舒張壓)이 이완되어, 이 중 13명은 5년 동안 혈압이 정상치가 되었다는 보고가 있다.

송(宋)나라 때 유명한 시인 소동파(蘇東坡)는 다리를 씻고 걱정이 없어졌다는 시구(詩句)를 적었다.

主人勸我洗足眠　　주인권아세족면
倒床不復聞鍾鼓　　도상불복문종고

주인이 나에게 발을 씻고 잠을 자도록 권하여,
침상에 누워 자명고 소리를 못 들었다.

이것은 잠자기 전에 따뜻한 물로 발을 닦으면 몸이 편안해지고 병을 예방해 주어 몸을 강하게 하는 강신(强身) 작용을 한다는 것이다. 실제적으로 따뜻한 물로 발을 닦으면 익기해서(益氣解暑), 조정기혈(調整氣血), 소제피로(消除疲勞), 증진식욕(增進食慾), 서근활혈(舒筋活血)의 공효가 있다.

또한 실면쇠약(失眠衰弱), 관절산통(關節酸痛), 두훈목현(頭暈目眩), 유뇨변비(遺尿便秘), 소화불량(消化不良), 요통위통(腰痛胃痛), 각선각한(脚癬脚汗), 동창(凍瘡) 등 전신이나 국부 질환에 예방과 치료를 해준다.

옛부터 옛사람들은 말하였다.

春天洗脚, 升陽固脫　　춘천세각, 승양고탈
夏天洗脚, 暑濕可祛　　하천세각, 서습가거
秋天洗脚, 肺潤腸濡　　추천세각, 폐윤장유
冬天洗脚, 丹田溫灼　　동천세각, 단전온작

봄에 발을 씻으면 양기(陽氣, 더운 기운)가 위로 오르고 빠져나가지 않는다.
여름에 발을 씻으면 서습(暑濕, 여름의 습한 것)을 없애 준다.
가을에 발을 씻으면 폐(肺)를 윤택(潤澤)하게 하고, 장(腸)도 윤기 있게 해준다.
겨울에 발을 씻으면 단전(丹田)이 따뜻하고 후끈해진다.

각근(脚根・발)은 인체의 근본이기에 인체 경기(經氣)의 발원지이다. 발은 족삼음경의 시초요, 족삼양경의 마지막이다. 일본학자인 시바다왓토쿠(柴田和德)은 인체의 오장육부가 발바닥에 상응되어 인체에 질병이 있으면 발바닥에 동통(疼痛) 감각의 반사구(反射區)가 있다고 하였다.

반사는 감각기관이 주어진 자극에 의식과는 관계 없이 특정한 근육이나 몸의 부위에 활동을 규칙적으로 일으키는 현상이다. 그런 현상이 나타나는 부위를 반사구라고 한다. 즉 반사신경 조직이 집중되는 곳을 Reflex Zone 또는 Reflex Point라고 한다.

발에는 반사구가 있어서 관계되는 부위의 병증에 가장 먼저 민감하게 반응을 한다. 반사구를 지압하게 되면 그 작용으로 인하여 혈액을 여과하는 신장 등의 배성기관에 있는 침전물 등이 몸 밖으로 배출되며, 순환기능이 정상으로 회복되는 순환원리가 있다.

요즘은 발바닥 지압이 유행인데, 이것은 발바닥 지압의 이런 원리가 몸을 튼튼하게 하고, 질병을 몰아내는 역할을 하기 때문이다.

14 진적(診籍)을 창립한 창공

서한(西漢) 초기의 창공(倉公)은 국가의 창고를 주관하는 태창장(太倉長)으로 있었기에 사람들은 그를 존칭하여 '창공(倉公)'이라 불렀다. 편작(扁鵲)이 피살된 100년 후에 명의가 나타났다고 하였다. 창공의 본래 성은 순우(淳于)이고, 이름은 의(意)이며, 한(漢)나라 제국(齊國)의 임치(臨淄) 사람이다. 그는 기원전 205년인 고조(高祖) 2년에 태어났다.

사마천(司馬遷)은 그를 숭배하여 창공과 편작의 전기를 쓸 때 『사기(史記), 편작창공열전(扁鵲倉公列傳)』이라 하였다.

창공의 의학상 가장 위대한 공헌은 바로 '진적(診籍)'을 처음으로 만든 것이다. 진적이란 병사(病史・chart)를 기록하는 장부를 말하며, 서양 의학에서 유사하게 기록된 것보다 수백 년 앞서 만들어졌다.

창공은 환자의 병을 볼 때는 언제나 환자의 성명, 주소, 증상, 병명, 맥상(脈象, 맥의 상태)과 치료 과정을 자세히 기재하여 기록으로 남겼는데, 이 기록을 진적이라고 한다. 그는 병력(病歷)을 기재할 뿐만 아니라 병의 치료 의견인 의안(醫案)까지도 기재하였다.

진적은 지금의 진료부이며, 여기에는 병력을 기록하고 병의 치료의견을 일일이 기록하였다.

『사기(史記), 편작창공열전(扁鵲倉公列傳)』에 문제(文帝)가 창공에게 물어본 25명을 치료한 '진적'이 있다. 그 진적 중에는 내과, 소아과, 부인과 등 각종 병증이 기재되었다. 병명으로는 학질(瘧疾), 용산(湧疝), 폐상(肺傷) 등 십여 가지 병명이 있으며, 진단은 망진(望診),

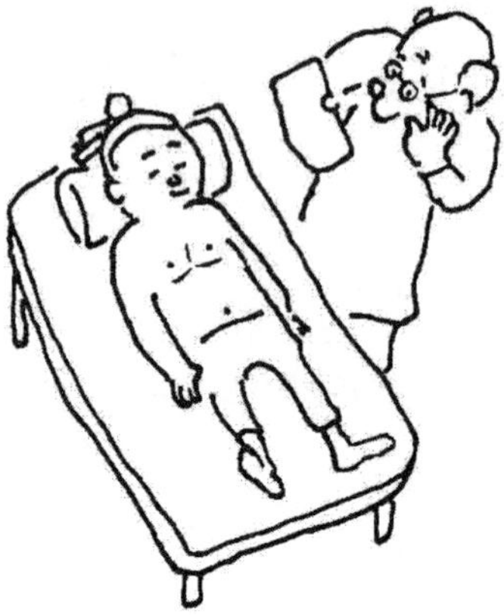

문진(問診), 문진(聞診), 절진(切診)으로 하였다.

망진은 얼굴이나 몸의 상태를 보고 진단하는 법이다. 문진(問診)은 병의 상태를 환자에게 물어보며 진단하는 방법이고, 문진(聞診)은 목소리를 듣거나 냄새를 맡아서 진단하는 방법이다. 절진(切診)은 몸에 일부의 동맥을 만져서 진단하는 방법이다.

또한 방약(方藥)과 침구(鍼灸) 등 치료방법이 기재되어 있는데, 약을 쓸 때 탕제(湯劑), 산제(散劑), 환제(丸劑), 주제(酒劑), 함수제(含漱劑) 등의 처방 명칭이 있었다. 탕제는 약을 끓여서 복용하게 만든 것이고, 산제는 가루를 내어서 만든 것이다. 환제는 알약을 만든 것이고, 주제는 술에 담구어서 먹게 만든 것이며, 함수제는 입에다 머물고 있게 하는 것이다.

진단법과 약을 쓰는 방약(方藥), 침구(鍼灸) 등의 치료방법과 탕제(湯劑), 산세(散劑), 환제(丸劑), 주제(酒劑), 함수제(含漱劑) 등, 처방의 명칭과 병기(病機)와 병변(病變)을 자세히 기록하여 그의 높은 의술을 나타낼 뿐만 아니라 후세를 위하여 귀한 의학 유산을 남긴 셈이다. 병기는 병리의 구조와 원리를 말한다. 병변은 병의 변화 상태를 말한다. 그 중에 적지 않은 저명한 의안(醫案)도 있었다.

어느 날 창공은 연회석에 참석하였다. 그 자리에는 제왕후(齊王后)의 동생인 송건(宋建)이 있었는데 얼굴색이 건조한 것을 보고 창공이 조심스럽게 말했다.

"귀공은 병이 있습니다. 아마 4～5일 전부터 허리가 아프며 구부리지도 못하고 소변이 잘 나오지 않았을 것이요. 빨리 치료하지 않으면 병이 신장(腎)으로 들어갑니다."

"…!"

"아직은 오장(五臟)까지는 침투하지 않았기에 빨리 치료해야만 합니다."

송건이 이 말을 듣고 대답하였다.

"맞소. 내 허리가 매우 쑤시고 아프오!"

송건은 4～5일 전에 어떤 사람이 네모진 돌을 운반하고 있는 것을 보고 같이 운반하려다 그 돌이 너무 무거워 쓰러진 것이다. 그리고 그 날 저녁부터 허리가 아파서 소변도 못 보고 있던 상황이었다.

창공은 약을 처방하였다.

"처방된 이 약을 복용하고 몇 시간 후면 병이 나을 겁니다."

이것은 창공이 망진(望診)으로 병을 진단한 한 가지 의안이었다.

15 화타의 오금희

어느 날, 노부부가 화타에게 치료를 받으러 갔다. 화타가 그 부부를 진맥하였다.

"몸에 힘이 없죠?"

"예"

"그러시면 매일 식사 후에 백 보를 걸으세요."

"백 보를…?"

"운동을 너무 안 해서 몸이 많이 쇠약해졌습니다. 평소에 틈틈이 움직여서 근육과 뼈가 약해지지 않도록 해주셔야 합니다."

화타는 노부부를 진맥 후 곰곰이 생각하였다.

'어떻게 하면 몸을 튼튼히 보전할 수 있을까?'

팔 다리를 튼튼하게 하기 위한 운동법을 만들어야겠다는 생각이 들었다.

화타는 연수(延壽) 또는 장수를 위해 보건체조를 연구하였다. 화타가 약초를 채집하러 산에 올라갔을 때 동물들의 움직임을 관찰하던 중 이런 생각이 떠올랐다.

'그래 맞아, 동물들은 자기 몸을 이용하기도 하고, 또 몸을 튼튼히 하려고 움직이는구나!'

그는 산으로 다시 올라가 동물들의 특성을 파악하고 움직이는 형태를 자세히 관찰하였다. 그리고 다섯 가지 종류의 동물 동작의 특성을 이용하여 보건체조를 창시하였다. 그 체조 이름이 「오금희(五禽戲)」이다. 평상시 오금희를 해주면 몸의 오장육부가 튼튼해진다. 화타는 오금희에 대해 이렇게 설명했다.

"누구나 항상 적당한 운동을 해야 합니다. 그래야만 비로소 소화가 왕성해지고 혈맥순환도 잘 되어 질병 예방과 노화도 막아 줍니다. 오금희는 다섯 가지 종류의 동물 동작입니다. 예로 호랑이가 앞발로 가로채며 돌진하는 동작이며, 사슴은 머리를 회전하는 동작입니다. 곰은 엎어져 힘을 다해 엎드리는 동작이며, 원숭이는 다리를 이용하여 뛰어오르는 동작입니다. 또 학은 날개를 펼쳐 하늘로 오르려는 동작입니다. 이런 동작으로 전신을 연마하고, 근육과 뼈를 자유자재로 하여 부드럽게 해주면 병을 제거하여 몸을 강하게 할 수 있습니다."

그는 제자 오보(吳普)에게 오금희를 전수하여 매일 연마하도록 하였다.

"너는 오늘부터 나를 따라 이 동작을 익히도록 해라."

"예, 알겠습니다."

화타가 몸을 날리는 듯 다섯 가지 동작을 시범으로 보였다. 오보는 화타의 동작 하나도 놓치지 않고 수련을 계속하여 후에 오보는 90여 세까지 활동하였고, 귀와 눈이 밝아지고 신체도 건강해졌다.

오금희의 상세한 동작은 다음과 같다.

첫째, 선문호세희(羨門虎勢戲) — 호흡을 멈추고 머리를 웅크리고 싸움하는 자세이다. 마치 양 앞발로 천근의 쇠를 들어 올리며 가볍게 일어나고 조용히 호흡을 내뿜는다. 몸을 바로 잡고 공기를 복부까지 들이마신다. 상부의 호흡으로 하여금 복부 내에 다시 돌아오게 하는데, 5번 또는 7번을 하는 동안 마치 천둥소리를 느낄 수 있게 한다. 이렇게 하면 기맥(氣脉)을 온몸으로 돌게 하여 정신이 상쾌해지고 모든 백병(百病)을 제거해 준다.

둘째, 경상웅세희(庚桑熊勢戲) — 호흡을 멈추고 마치 곰이 주먹을 비틀 듯이 하며 몸을 옆으로 일으키며, 다리를 좌우로 벌려서 바로 서서 골절까지 울리도록 호흡을 양 옆구리에 보낸다. 허리에 힘을 주어 3～5차례 하면서 배를 불리지 않으면 근육과 뼈가 열리고, 정신을 안정하게 하며 양혈(養血)을 하게 한다.

셋째, 사성기녹세희(士成騎鹿勢戱) — 호흡을 멈추고 머리를 낮추는 것이 마치 사슴이 다리를 비트는 자세로 사방을 응시하듯 흔들며 몸을 바로 잡는다. 신(腎)을 웅크리고 다리를 세우고 튀어오른다. 다리를 계속 연결하여 하늘을 향해 몸에 2～3차례 진동을 준다.

넷째, 비장방원세희(費長房猿勢戱) — 호흡을 멈추고 한손은 마치 원숭이가 나뭇가지를 움켜잡듯이 하고, 다른 한 손은 과일을 잡고 몸을 돌리듯이 해주면 기(氣)가 바뀌어진다. 호흡을 삼키어 복부로 들이마시면 땀이 나는 느낌이 생긴다.

다섯째, 항창자조세희(亢倉子鳥勢戱) — 호흡을 멈추고 새가 꼬리를 감추고 하늘로 나르는 자세로 기(氣)를 머리끝으로 모은다. 그리고 두 손은 몸을 앞으로 내밀고, 머리와 허리는 엎드리며 위로 튀어오fms 듯 한다.

이상은 다섯 가지 종류의 동물 동작을 설명한 것이다. 화타는 생명의 조화를 이루어 몸을 튼튼하게 하고 병을 예방하는 체조법을 만들었다. 그의 오금희(五禽戱)는 병을 예방하고 장수하게 하는 체조법이다.

16 성의학자 감시(甘始)

『후한서(後漢書), 감시전(甘始傳)』에 보면 2000여 년 전 성의학자가 있었다. 그는 성의학을 연구하고 친히 시험하여 실전적인 성의학을 발전시켰다.

감시(甘始)의 성격은 매우 조용하고 침묵하여 말수가 매우 적었다. 후에 그는 도가(道家)와 음양가(陰陽家)의 친구와 교분을 나누었다. 그는 그 영향을 받아 연단(煉丹, 도가의 불로장생약)과 불로장생술을 연구하여 '방사(方士)'가 되었다.

방사는 당시 사회의 지위로는 매우 중하였다. 제왕인 진시황(秦始皇)과 한무제(漢武帝)에게 재능을 발휘하여 그들은 선단(仙丹)을 믿어 왔고, 장생불로의 사람이 되길 추구하였다. 그들이 방사를 극진히 공경하여 방사가 사회에 큰 공헌을 하게 되었다.

그들은 장생불로의 연단 과정 중에 자연계를 광물, 식물, 동물 등으로 분별하고 시험하여 많은 화학과 물리적 변화의 결과를 가져왔다. 이로 인해 허다한 과학기술의 발명을 만들었고, 화약(火藥)도 일종의 연단술에서 발명된 것이다.

성의학은 고대에 「방중술(房中術)」로 지칭하였고, 일찍이 황제(黃帝) 때 『용성음도(容成陰道)』라는 책도 있다. 이는 『한서(漢書), 예문지(藝文志), 방기략(方伎略)』에도 수록되어 있다. 여기에는 이렇게 기재되어 있다.

房中共有八家有關著作	방중공유팔가유관저작
今已早佚, 內容不詳	금이조일, 내용불상
大抵皆言陰陽交合	대저개언음양교합
及種子之術	급종자지술

房中其『열선전(列仙傳)』에는 "감시(甘始)는 태원(太原) 사람으로 기(氣)를 잘 통하게 하고, 식사도 하지 않고 천문동(天門冬)을 복용하며, 방중술을 행하여 용모가 검게 변하였다. 점점 그는 윤택해져서 후에는 왕옥산(王屋山)으로 들어가 신선이 되었다"라고 기재되어 있다.

『후한서(後漢書), 감시전(甘始傳)』에는 "감시(甘始)는 동곽연(東郭延)년에 군달(君達)로 봉하였고, 방사(方士)로 부인술(婦人術)에 능하며, 음식과 소변을 조절하며, 거꾸로 매달려 있기도 했다. 그리고 정기(精氣)를 아끼고 오래 살았다. 그의 호(號)는 청우사(青牛師)이며, 무릇 백여 세에서 이백 세까지 살았다"고 하였다.

한무제에게는 방사들을 대신하여 감시가 '용행단(龍行丹)'을 제조하였다. 용행단이란 나방과 수가지 약초로 만든 것인데, 나방은 교배시

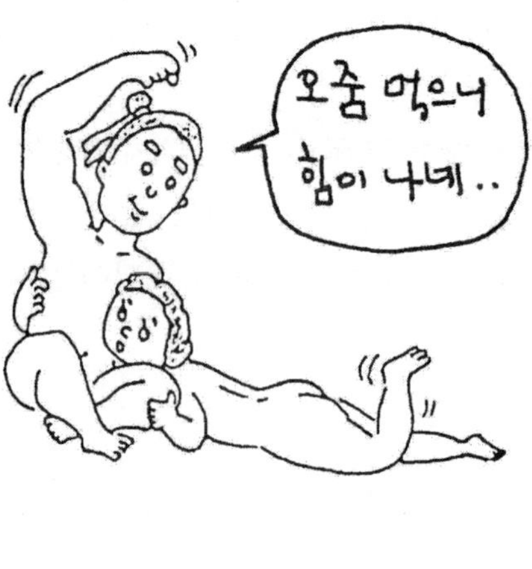

간이 길다. 성질은 최음하는 작용이 있다. 한무제가 이것을 복용한 후에 효과가 좋아 후궁의 빈비(嬪妃)들이 거의 죽을 지경이었다.

감시는 오줌 속에서도 성호르몬을 발견하였다. 그래서 감시는 깜깜한 방에서 한 남자에게 오줌을 먹게 하였다.

“이것은 좋은 정력제입니다.”

“이것이 무엇입니까?”

“무조건 잡수시기만 하면 좋습니다.”

그래서 남자는 무엇인지도 모르고 오줌을 먹었는데 후에 그 남성은 성 능력이 좋아지는 확실한 효과를 보았다.

17 오우가와 온역론(瘟疫論)

명(明)나라 말기에 오우가(吳又可)의 『온역론(溫疫論)』이란 책이 있다. 그의 이름은 유성(有性)이고, 호는 담재(淡齋)이다. 그는 고소동정(姑蘇洞庭) 사람이다. 고소동정은 지금의 강소성(江蘇省) 오현(吳縣)이다. 그는 명나라 신종(神宗) 만력(萬曆) 10년(1582년)에 태어나 청나라 세조(世祖) 순치(順治) 9년(1652년)에 세상을 떠났다. 그는 온역학파를 형성하였고, 온역학설의 선구자가 되었다.

명(明)나라 말년에 연이어 전쟁이 있었고 재난이 계속 이어져 온역이 광범위하게 퍼졌다. 1408년 영락(永樂) 6년에서부터 1645년 숭정(崇禎) 16년까지 230여 년 동안 큰 온역이 19차례나 있었다. 그 당시 온역으로 인한 사망자 수만 몇 10만에 달하였다.

숭정 15년인 1642년 전후에 발생한 온역은 아주 맹렬한 기세로 전파되어 강소성, 절강성, 하북성, 산동성 등의 지역을 위협하였다. 오우가의 고향도 예외는 아니었다. 『오강현지(吳江縣志)』에 근거하면 "당시 한 골목에 100여 가구가 살았는데, 어느 한 집도 온역을 피해간 집이 없었다. 한 가구에 10여 사람이 살았는데 한 사람도 산 사람이 없었다"고 하였다.

온역은 지금의 유행성 전염병이다. 그는 이런 비참한 정경을 매우 심각하게 여겼다.

"그래, 의원의 책임이 중대하다."

그는 과거공부를 접어두고 의학 연구의 길로 들어섰다. 이전 역대 의학자들의 온역(瘟疫)에 대한 연구는 어느 정도의 수준에 그쳐 있었

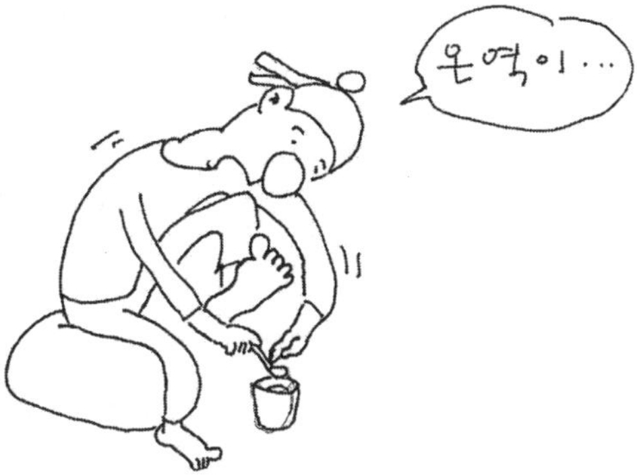

다. 그러나 오우가는 병의 원인, 발병의 경로, 특징과 치료 원칙 등을 조사하고 관찰하여 깊이 연구하기 시작하였다.

많은 의원들은 온역을 상한(傷寒)으로 오진하여 상한을 치료하는 방법으로 치료하여 적지 않은 사람들을 죽음으로 몰았다. 어떤 의원은 온역을 "하늘에서 내려온 요마(妖魔)"라고까지 하였는데, 온역으로 얼굴색이 변한 환자는 감히 보지도 못했다.

"온역이 도대체 어떤 병인가?"

오우가 의원은 열정을 다해서 병의 원인과 발병 경로를 찾기 위해 병이 전염되는 것 따위는 두려워하지 않고 온역이 발생된 지역으로 들어갔다. 그래서 환자를 직접 보면서 증상을 관찰하고, 병의 상태를 기록하며, 환자를 위해 진찰과 치료를 하였다. 오우가 의원은 진찰과 치료 과정 중에 나름대로 발견한 것이 있었다.

'온역이 유행하는 지방은 남녀노소 모두가 전염이 되고, 일단 병에 걸리면 빨리 치료해야 되는구나. 그렇지 않으면 병의 진행속도가 빨라 금방 악화되며 2~3일 내에 죽는군!'

그는 허다한 시골 마을을 다니며 치료하였다. 마을마다 사망자 수는 각기 달랐고, 성별과 연령도 차이가 있었다. 그러나 증상은 대부분 같았다. 이런 경험을 바탕으로 온역 치료를 발전시켜 나갔다.

한동안 동남아와 중국에서 유행되었던 질병인 사스(SARS, Severe Acute Respiratory Syndrome)도 바로 온역의 일종이다. 사스(重症急性呼吸器症候群)에 대한 한약 처방을 소개하면 다음과 같다.

〈처방 1〉

생지황(生地黃), 패장초(敗醬草), 의이인(薏苡仁), 길경(桔梗), 생감초(生甘草)

· 효능: 익기화습(益氣化濕), 청열해독(淸熱解毒)

〈처방 2〉

어성초(魚腥草), 야국화(野菊花), 인진(茵蔯), 패란(佩蘭), 초과(草果)

· 효능: 청열해독(淸熱解毒), 이습화탁(利濕化濁)

〈처방 3〉

포공영(蒲公英), 금은화(金銀花), 대청엽(大靑葉), 갈근(葛根), 소엽(蘇葉)

· 효능: 청열해독(淸熱解毒), 산풍투사(散風透邪)

〈처방 4〉

노근(蘆根), 금은화(金銀花), 연교(連翹), 박하(薄荷), 생감초(生甘草)

· 효능: 청열해독(淸熱解毒), 소풍투사(疏風透邪)

〈처방 5〉

생지황(生地黃), 백출(白朮), 방풍(防風), 창출(蒼朮), 곽향(藿香), 사삼(沙蔘), 금은화(金銀花), 관중(貫衆)

· 효능: 건비익기(健脾益氣), 화습해독(化濕解毒)

〈처방 6〉

태자삼(太子參), 관중(貫衆), 금은화(金銀花), 연교(連翹), 대청엽(大靑葉), 소엽(蘇葉), 갈근(葛根), 창출(蒼朮), 곽향(藿香), 패란(佩蘭)

· 효능: 익기선사(益氣宣邪), 해독화습(解毒化濕)

4편. 명의(名醫)의 치료

1 섭천사와 소갈증

청(淸)나라 강옹건년(康雍乾年) 가을, 절동(浙東)에 사는 한 거인(擧人)이 과거시험을 보러 서울에 갔다가 소주(蘇州)를 지나가게 되었다. 거인은 진사(進士)를 말한다. 그 거인은 풍한(風寒)병이 걸려 그곳의 명의인 섭천사(葉天士)에게 갔다. 섭천사는 진단 후에 천천히 말했다.

"솔직히 말해 맥을 보니 생명을 부지하기가 어렵겠습니다. 연경까지 어떻게 갈 것입니까?"

"배를 타고 갈 예정입니다."

"이번에 당신이 연경으로 갈 때 배를 타지 않고 걸어간다면 반드시 소갈병이 날 것입니다. 그때는 어떤 약으로도 당신을 구할 수가 없습니다. 이 달까지 목숨을 부지하기 힘들 것이요."

이렇게 말하고 처방을 거인에게 주었다.

거인이 배를 같이 탄 사람들에게 말하자 그들은 한결 같이 말했다.

"괜히 쓸데없는 말에 신경 쓰지 말아요. 그런 말에 마음을 두면 몸만 더 상해요."

배에서 거인이 약을 복용하니 정말 아무 일도 없었다. 섭천사의 말을 더 이상 마음에 두지 않기로 하였다. 배가 진강(鎭江)에 도착하니, 바람이 크게 몰아쳐 더 이상 갈 수가 없었다. 포구(浦口)에 배를 정박하고 배를 같이 탄 사람들과 인근에 있는 금산사(金山寺)에 가보기로 하였다.

금산사 입구에 의원 간판이 걸려 있는 것을 보았다. 그는 의원인 노승에게 다시 진찰을 받았다. 노승은 진맥한 후에 양미간을 찌푸리면서 말했다.

"여기서 육지로 걸어가면 소갈증이 생겨 목숨을 한 달도 유지하지 못할 것 같소."

거인은 눈물을 흘리며 노승에게 말했다.

"섭천사 의원이 그런 말을 하였습니다. 목숨을 구할 약이 없다니, 아! 섭천사 의원이 과연 명의이군요!"

"무슨 소리, 약물로 병을 치료하지 못한다면 성현(聖賢)들이 기황지술(岐黃之術)을 남겨 놓았겠는가?"

거인은 노승의 말을 듣자 급히 무릎을 꿇고서 목숨을 구해 달라고 애걸하였다.

"배가 청하현(淸河縣)에 도착하면 왕가영(王家營)에 가서 가을 배를 많이 구하여 갈증이 생길 때마다 배즙을 먹고, 밥 대신 배를 쪄서 먹으시오. 배를 100근 넘게 먹으면 아무 일도 없을 것입니다."

거인이 배를 타고 청하현에 도달하니 과연 몹시 갈증이 났다. 노승의 말대로 배로써 병을 고칠 수 있었다. 거인은 금산사의 노승이 자신의 생명을 구해준 은혜로 고향에 돌아올 때 연경의 토산품과 은으로 보답하려 했지만, 노승은 토산품만 받으면서 말했다.

"만약 소주(蘇州)를 지나가게 되면 섭천사에게 이 늙은이가 병을 치료해 줬다고 전해 주구려."

거인은 소주를 지나면서 섭천사를 방문하였다. 섭천사는 그를 보고 깜짝 놀랐다.

"아니, 당신은…. 신선을 만났습니까?"

"신선이 아니라 금산사에서 노승을 만났습니다."

그러자 섭천사는 크게 깨닫고 이름도 바꾼 다음 금산사로 가서 노승의 제자가 되었다. 섭천사는 매일 노승을 따라다니며 사람들을 치료

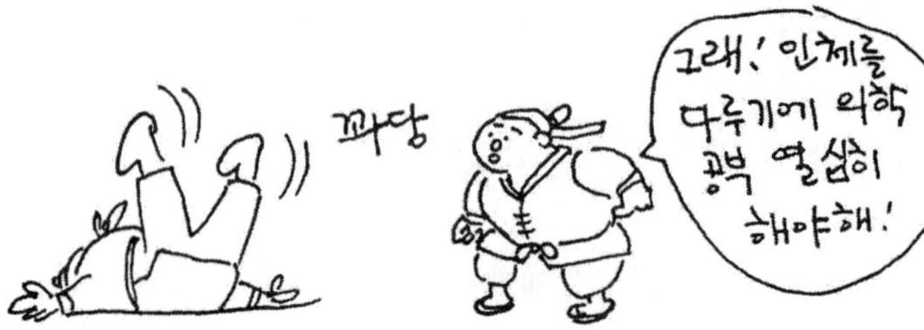
꽈당
그래! 인체를 다루기에 의학 공부 열심히 해야해!

하는 모습을 봤지만 몇백 명을 치료하는 동안에 특별한 처방은 볼 수 없었다.

"스승님, 제가 대신 처방을 내려도 되겠습니까?"

노승은 고개를 끄덕였다. 노승은 섭천사의 처방을 보고 말했다.

"자네의 의술은 섭천사와 별 차이가 없고, 따로 한의원을 차려도 되는데 왜 내 밑에서 일하는가?"

"저는 섭천사처럼 사람을 잘 치료하지 못하기 때문에 의학공부를 더욱더 열심히 하여 잘못되지 않기 위함입니다."

어느 날 갑자기 죽어 가는 환자가 와서 진찰을 원했다. 환자의 식구가 말했다.

"몇 년 전부터 복통이 있었는데, 지금은 복통이 너무 심합니다."

노승이 환자의 진맥을 보니 환자가 임신한 것 같았다. 노승은 섭천사에게 처방전을 지시하였다. 섭천사는 진찰 후 처방을 내렸는데 처방은 백신(白信) 3푼이었다. 처방을 보더니 노승이 웃었다. 이에 섭천사는 독성이 있는 백신을 쓰는 이유가 독은 독으로 치료한다는 방법 때문이라고 하였다.

"허허! 묘방이군, 그러나 나 같으면 비상 1돈으로 썼을 텐데."

그 말에 섭천사는 크게 놀라며 말했다.

"환자의 병은 충고(蟲蠱)로 신석 3푼을 쓰면 충을 죽일 수 있으며,

다른 것을 쓰면 환자가 견딜 수 없습니다."

충고는 기생충으로 인한 병의 증상이다. 그 말에 노승은 조용히 말했다.

"자네는 오직 아는 것이 충인데, 충의 대소(大小)를 모르고 있어. 내 생각에는 충이 이미 2척이나 되는 긴 것이기에 신석 3푼만 쓴다면 충은 마비상태로 있다가 약 효과가 지난 후에 다시 살아난다네. 내가 비상 1돈을 사용하라는 것은 충을 완전하게 죽여 후유증을 없애기 위한 거라네."

노승은 비상을 야채잎 익힌 것에 싸서 환자에게 복용시켰다. 밤이 되니 과연 환자는 붉은색의 충을 2척이 넘게 배출하였다. 섭천사는 의술에는 무궁하다는 것을 절실히 느꼈다.

"스승님, 제가 섭천사입니다."

스승은 이름을 바꾸어 가면서까지 제자가 된 섭천사의 성실함을 보고 그에게 비방을 적은 책을 주었다. 그때부터 더 많은 환자들이 소문을 듣고 섭천사에게 몰려 들었고, 그의 의술은 더욱더 깊어 갔다. 어떤 난치병은 약도 쓰지 않고 병을 치료하여 일대 명의가 되었다.

백신의 주요 성분은 arsenous acid anhydride로 독성이 있으며, 비상 역시 주성분은 arsenic trioxide이다.

2 노자돈으로 치료

원(元)나라 때 한 스님이 있었다. 그의 본적은 사천(四川)으로 17~18세 때에 집을 떠나 몇 년 동안 절강(浙江) 일대를 유람하며 공부하였다. 때때로 집 생각과 친척을 만나고 싶은 마음은 어쩔 수 없었다. 그는 집을 떠나 어머니와 이별하던 순간을 떠올릴 때면 더욱 외로웠다. 시간이 흐를수록 고향생각은 더욱 그리워졌다.

어느 날 밤, 그는 어머니가 중병으로 생명이 위급해져 자기 이름을 계속 부르는 꿈을 꾸었다. 꿈에서 깨자 그는 고향으로 돌아가고 싶은 마음을 억제할 수가 없었다. 그가 있는 곳은 고향에서 멀었고 또 노정은 먼 것에 비해 돈이 한 푼도 없어 돌아가지 못하는 상황이었다. 그는 이내 절망하였다.

그는 아침 일찍부터 저녁 늦게까지 고향 쪽을 바라보며 울고만 있었다. 다시는 어머니를 보지 못할 것만 같았다.

그런 그가 얼마 안 되어 병에 걸렸다. 몸이 점점 쇠약해지고 입맛도 없어 밥 먹을 생각도 안할 뿐만 아니라 침상에서 죽기만을 기다렸다. 이 소식을 항주(杭州)의 명의 나태무(羅太無)가 전해 듣게 되었다.

나태무 의원은 의술이 고명할 뿐만 아니라 의덕(醫德)이 높아 서민들의 아픔을 본인의 아픔처럼 생각하는 분이었다. 그는 자신의 집으로 환자를 데려와 숙식을 제공하고 편안하게 안정시켰다. 우선 그에게 영양가 있는 음식으로 몸을 보양시켰다.

환자에게 영양가 있는 음식을 먹게 했지만 반달이 지나도 병은 호전되지 않았다. 나태무 의원은 환자에게 정성껏 대하였고, 그러던 중

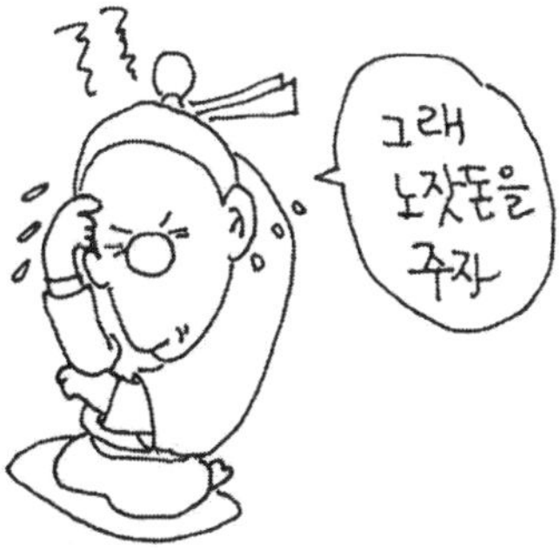

환자가 근심에 쌓여 있다는 것을 알았다. 또한 환자가 돈이 없어 고향에 가지 못하였다는 것도 알게 되었다.

"걱정하지 말아요. 당신 몸이 회복되면 내가 노잣돈을 준비할 것이니, 고향에 가서 어머님을 만날 수 있어요."

노잣돈을 준다는 소리를 듣더니 환자는 얼굴색이 변하며 소리 내어 울었다.

"저는 가난한 중인데 사람의 은혜를 받아 어떻게 보답할 수 있겠습니까?"

나태무 의원은 환자의 심정을 이해하였다.

"다른 생각은 하지 마세요. 내가 노잣돈을 준비하여 주는 것은 후에 보답을 위한 것이 아니고 오직 당신의 생명을 구하기 위함입니다. 이는 의사로써 응당 책임을 져야 되죠."

이 말을 듣더니 환자는 비로소 마음을 열었다. 밥맛이 돌고 잠도 잘 자게 되어 기색이 점점 좋아져 호전되었다. 얼굴에는 화색이 돌았다.

의원은 그에게 도인승기탕(桃仁承氣湯) 3첩을 주어 파혈축어(破血逐瘀), 사하담탁(瀉下痰濁)하여 기혈(氣血)을 통창시켜 정신을 맑게 하였다. 환자는 한 달 남짓 되어 신체는 완전히 회복되었고, 의원에게 노비를 받아서 고향으로 돌아갔다.

3 가짜 금괴로 치료

명(明)나라 때 현(縣)의 한 관리가 있었다. 그는 한 죄인을 붙잡아서 죄인의 두 손을 쇠사슬로 수갑을 채워 현관까지 압송하고 있었다. 그러나 죄인은 죄형인 곤장이 두려워 자살을 생각하고 있었다. 걸어오는 도중 강물이 흘렀다.

다리의 중간을 걷고 있는데 범인이 순식간에 강으로 뛰어 들었다. 물이 깊고 물살이 급하여 압송하던 관리는 어쩔 수 없이 범인을 구하지 못하였다. 그리고 범인은 물에 빠져 죽었다.

범인 가족들은 그런 사실을 알고는 압송한 관리가 재물을 요구하며 범인을 고문하다가 죽였다고 거짓 탄원을 상부에 여러 차례 냈다. 일이 이렇게 되자 관리는 너무나 억울해 했다.

그러나 범인은 이미 죽었고, 결백을 증명할 방법도 없어 어려운 상황에 처했다. 무죄가 되려면 돈으로 관청을 매수하거나 범인 가족에게 배상하는 방법 밖에 없었다. 그러나 그는 가난하여 그만한 돈이 없었고 그 일을 고민하다가 정신질환까지 갖게 되었다.

하루 종일 마치 술에 취한 사람과 같이 멍하게 있고, 혼자 중얼거리기도 하며 죽겠다고 하다가 불안에 떨기도 하였다. 여러 의사를 청하여 치료를 받았지만 아무런 효과가 없었다. 여러 차례 진정안신(鎭靜安神)시키는 한약을 먹었지만 그것도 소용이 없었다.

당시 명의 왕석산(汪石山)을 모셔왔다. 왕석산은 환자를 세밀히 진찰하며 병이 생긴 원인을 물어보았다. 진찰 후 환자 가족에게 말했다.

"이 병은 돈 걱정하다가 생긴 병이기에 반드시 돈으로 해결해야 완

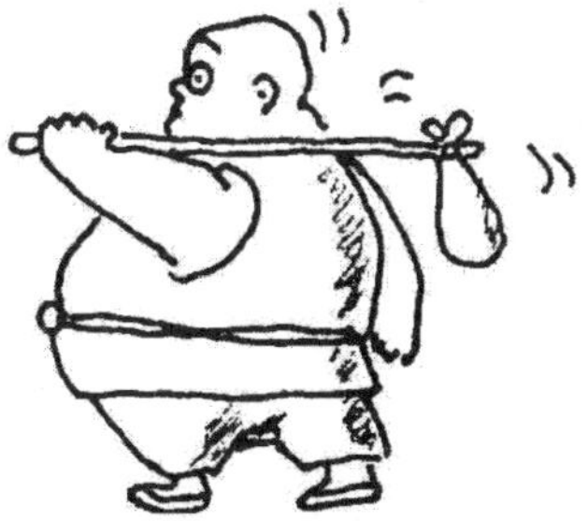

전하게 병을 치료할 수 있습니다."

그러나 환자의 집은 가난했기에 더욱 고민에 빠졌다. 어디 가서 돈을 얻을 수 있단 말인가! 왕석산은 환자의 집이 곤란한 상황인 것을 알고는 환자의 가족에게 조용히 말했다.

"납덩어리를 가져와 녹여서 금덩어리처럼 만드세요."

가족들은 납덩어리를 녹여서 금괴 덩어리를 만든 후에 환자가 잠든 사이에 환자 곁에 놓았다. 환자가 잠에서 깨어나 옆에 있는 금괴를 보더니 금괴를 껴안으며 좋아했다. 환자는 금괴를 보면서 가족들에게 소리쳤다.

"이 금괴를 어서 관청에 가지고 가서 내가 죄가 없다고 해라."

그 후, 그의 정신적인 질환은 없어졌고 회복이 되었다.

4 태의승 곽옥

곽옥(郭玉)은 동한(東漢) 시대 신도(新都) 사람이다. 신도는 지금의 사천성(四川省)의 신도현(新都縣)이다. 그는 대대로 내려오면서 농사를 하며 면학을 하는 중산층 집에서 태어났다. 부친은 아들이 이미 15세가 다가오자 장래를 생각하게 되었다.

그의 아버지는 마음씨 좋고 천성적으로 어질고 너그러운 곽옥이 부자가 되는 것은 바라지 않았고, 그저 남의 고통을 덜어주는 촌락의 의원이 되기를 원했다. 그래서 곽옥을 데리고 명의(名醫) 정고를 찾아갔다.

"제 자식이 의학을 배우도록 제자로 삼아 주십시오."

정고는 이미 회갑도 지난 나이였고, 그래서 대를 이을 제자를 물색하고 있던 참이었다. 곽옥을 보자 성실하고 의원의 기본 조건은 된다고 생각하였지만 정고는 확실한 대답은 하지 않았다.

"내가 곽옥을 반년 동안 데리고 있으면서 한의를 배우기가 합당한가를 본 후 정식으로 제자를 삼겠습니다. 의술은 그 후에 전수하든지, 일단은 이곳에서 수련을 쌓은 다음에 결정하도록 하지요."

정고는 반년 동안 곽옥을 주의 깊게 관찰하였다. 곽옥은 조금도 흠잡을 데 없이 인격 형성이 되어 있고, 마음씨가 너그러우며, 머리 또한 비상하게 좋은 것을 느낄 수 있었고, 학습도 열심히 하였다.

'그래, 내 후계자로 조금도 부족함이 없구나!'

정고는 마음 속으로 곽옥을 제자로 삼기로 결정하였다.

어느 날, 정고가 곽옥을 불러 말했다.

"이젠 너를 정식으로 내 제자로 삼겠다."

곽옥은 스승인 정고에게 인사를 올렸다. 정고는 곽옥을 데리고 보산(寶山)으로 들어갔다. 곽옥은 공부할 것이 너무나 많았다.

정고는 자기가 반평생 경험한 의술을 그에게 전수할 뿐만 아니라, 스승인 부옹(涪翁)에게서 전수받은 의술까지 정성껏 전수해 주었다. 곽옥은 스승의 노력에 감동받아 더욱 열심히 연구를 하였다.

어느덧, 스승과 제자 간의 의술 전수도 10년이란 세월이 흘렀다. 곽옥은 정고가 연구하여 만든 『방진육미법(方診六微法)』과 『음양불측술(陰陽不測術)』을 정통하였고, 부옹의 『침경진맥법(針經診脈法)』에 대하여도 전수를 받았다.

27세 때 그는 허다한 난치병을 치료하였고, 가난한 환자에게는 더욱 특별한 관심으로 성심성의껏 치료할 뿐만 아니라 치료비도 받지 않았다. 자연히 그의 치료와 덕망은 날로 높아져 30세에는 전국 명의(名醫)가 되었다.

당시 한화제(漢和帝, 89～105년) 때 지방 정부의 추천으로 곽옥을 조정의 태의국(太醫局)의 시의(侍醫)로 초빙하였다. 이것은 그가 조정의 허다한 의학서적을 볼 수 있는 기회였다.

그는 많은 의학 지식을 습득하고 그의 의술은 더욱 정진하였다. 곽옥은 성품이 온화하고 정성을 다하여 맡은바 업무를 근면 성실하게 처리하여 오래지 않아 태의승(太醫丞)으로 승진하여 조정의 의정(醫政)을 다루게 되었다.

한화제(漢和帝)는 곽옥의 의술이 신묘한 경지에 이르렀다는 사실을 알게 되었지만 아직은 믿기지가 않았다.

어느 날 황제는 태감(太監)에게 명하여 곽옥을 궁으로 들게 하였다. 그는 급히 옷을 입고 태감을 따라 입궁하여 황제에게 배알을 하였다.

"짐이 사랑하는 비(妃)가 급한 병으로 특별히 자네를 불렀다네."

"황공하옵니다."

태감(太監)은 즉시 곽옥을 데리고 침실로 안내하였다. 침실에는 향기가 코를 찔러 정신이 없을 정도였다. 촛불이 흔들리고 침대에는 휘장이 쳐 있었다. 태감은 휘장 안을 향해 허리를 굽혀 인사를 올리면서 말했다.

"태의승 곽옥이 진찰하러 왔습니다."

휘장 안에서는 아무런 대답이 없었다. 오직 휘장 밖으로 하얀 손이 내밀어져 있었다. 곽옥은 태의승이 될 때까지 이처럼 황제와 접근한 적이 없었고, 침궁에 들어가 귀비의 병을 진맥해 본 적이 없어 매우 긴장되고 당황했다. 그는 황제에게 무릎을 꿇고 말했다.

"만수무강을 축원합니다. 귀비의 왼손을 진맥하여도 되는지요?."

황제의 허락을 받자 휘장 안에서 왼손이 내밀어졌으며, 곽옥은 진맥을 하였다. 이마에는 긴장으로 땀이 촉촉히 나고 있었다.

"곽태의승(郭太醫丞)! 귀비(貴妃)가 무슨 병이 있는가?"

곽옥은 당황하며 황제 앞에 무릎을 꿇고 더듬더듬 말을 했다.

"저는 어려서 가난한 집에서 태어나 일찍 가난한 환자의 병을 봤으며 많은 약으로 병을 치료하였습니다…. "

왕은 말문을 막으며 말했다.

"귀한 사람의 병을 보는 것은 가난한 사람과 어떤 점이 다르는가?"

곽옥은 계속하여 말했다.

"귀한 사람의 병을 보자면 지나치게 조심하여야 하고, 깊이 생각함으로써 십분의 육이나 칠이 완쾌되었으며, 벼슬을 가지고부터는 점차적으로 열등감이 없어졌습니다. 그러나 오늘 밤 귀비의 맥은…."

황제는 다시 물었다.

"귀비의 병을 진단하지 못했단 말인가?"

곽옥은 용기를 내어 말했다.

"귀비의 병은 없습니다."

"뭐라고? 솔직히 직언(直言)을 하여라."

곽옥은 숨을 가다듬고 다시 말했다.

"이상합니다. 귀비의 오른손 맥은 정상인데, 왼손의 맥상은 남자의 맥과 같습니다. 오른쪽과 왼쪽의 진맥이 다릅니다."

황제는 그 소리를 듣고 큰소리로 웃으며 말했다.

"과연 곽경은 과연 명불허전(名不虛傳)대로 족히 신의(神醫)로 칭하여도 가당치 않구려!"

왕이 옆에 있던 태감에게 휘장을 열라고 하니 침대에는 두 사람이 있었다. 한 사람은 궁녀(宮女)이고, 다른 한 사람은 17~18세 되어 보이는 나이 어린 태감(太監)이었다.

원래부터 왕은 곽옥의 실력을 알아보고자 시험을 하였던 것이다.

"곽경이 귀비를 치료한다고 지나친 조심으로 치료 효과에 영향을 주었는가?"

곽옥은 그제야 마음이 놓이고 담담하게 대답하였다.

"만수무강하소서, 제가 보기에 부잣집 사람의 병을 치료하여 낫는 비율이 낮은 이유에는 대략 4가지가 있습니다."

自用意而不任臣, 一難也	자용의이불임신, 일난야
將身不謹, 二難也	장신불근, 이난야
骨節不强, 不能使藥, 三難也	골절불강, 불능사약, 삼난야
好逸惡勞, 四難也	호일악노, 사난야

"첫째, 귀인(貴人)들은 평소 높은 지위에서 부유한 생활로 안일하게 지내고, 노동을 하지 않아 몸이 허약하여 생리상태가 일반인과 달라 어떤 약에 대해 받아들이지 못하며, 약의 양도 조절하지 못해 효과를 보지 못합니다.

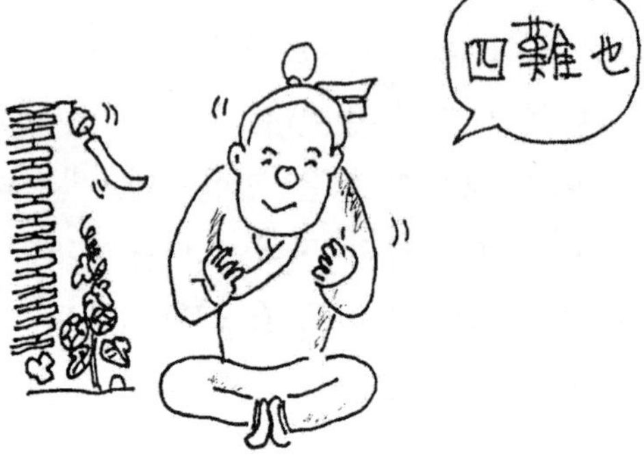

둘째, 지위가 높아 성격이 강하며, 의사에 대해 완전히 신임하지 못하며 의사의 지시를 잘 듣지 않습니다.

셋째, 귀인들은 생활이 부유하여 보양(保養)하는 것을 잘 모르며, 몸을 쉽게 과로하게 하여 저항력이 낮아 일단 질병에 걸리면 비교적 치료하기가 힘듭니다.

넷째는 침과 뜸을 놓을 때 인체 맥혈에 조금의 오차가 있으면 효과가 없는데, 귀인은 치료 시에 의원이 실수할까봐 지나치게 두려워하기에 효과가 없을 수 있습니다. 이것이 저의 견해입니다."

황제는 곽옥의 말을 듣고 매우 만족하였다. 그는 의술만 고명한 것이 아니라 성격도 순박하고 후덕한 것을 알고 태감에게 명을 하여 곽옥에게 상을 주었다. 곽옥은 황급히 인사를 올리고 궁궐에서 나와 관청으로 돌아왔다.

곽옥은 행림(杏林)에 좋은 말들을 남겨 놓았다. 그는 귀인 치료시 치료하기 어려운 것이 네 가지가 있다고 말했다.

5 경자평지

장자화(張子和)는 금원(金元) 시대의 저명한 의원이다. 공격하는 방법을 이용하여 병을 치료하는 사람들은 그를 '공하파(攻下派)'라고 한다. 그는 심리치료로도 권위자이다.

위덕신(衞德新)이라는 사람이 그의 처와 여행 도중 여관에 들렀다가 밤에 갑자기 강도를 당해 놀란 나머지 부인이 침상에서 떨어졌다. 그 후부터는 조그만 소리에도 그의 부인은 놀라며 기절하고 인사불성이 되었다. 남편은 여러 의원을 청하여 치료하였지만 치료가 되지 않았다. 근 일 년이 다 되었는데도 호전될 기미가 전혀 보이지 않았다.

그러던 중 주위의 소개로 장자화(張子和)에게 왕진을 부탁하게 되었다. 장자화는 세심하게 관찰하고 진단하였다.

'그래, 담기상패(膽氣傷敗)야!'

장자화는 심리요법으로 치료하기로 작정하였다. 그는 두 명의 여자를 동원하여 부인의 양손을 붙잡도록 하였다. 그런 후에 환자를 높은 의자에 앉히고 환자 앞에는 찻잔 받침대를 놓았다.

"여기를 보세요."

장자화의 말이 끝나기도 전에 '펑' 하는 소리가 났다. 장자화가 찻잔 받침대를 몽둥이로 힘껏 두들겼다. 환자가 매우 놀라자, 장자화가 말했다.

"난 그저 몽둥이로 찻잔 받침대를 때렸을 뿐인데, 이것 가지고도 그렇게 놀래면 어떡합니까?"

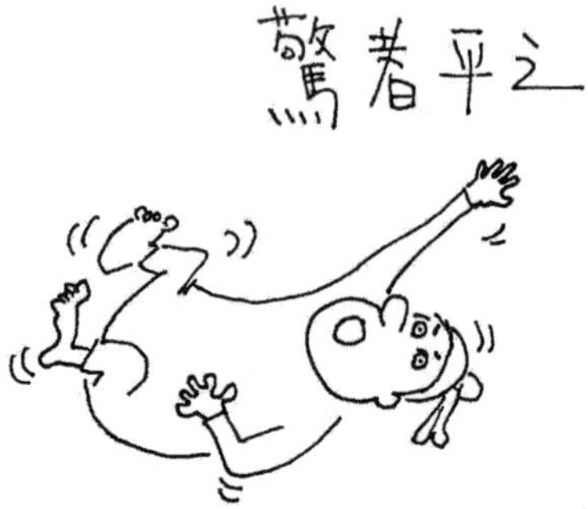

장자화는 환자의 마음이 안정되었을 때를 기다렸다가 다시 몽둥이로 두들겼다. 몇 번을 반복하니 환자는 더 이상 놀라지 않았다. 환자를 어두운 곳으로 데려 가서 등 뒤에서 창호지를 찢었지만 조금 놀라더니 웃으며 물었다.

"지금 이것이 치료하는 것이 맞습니까?"

장자화는 대답하였다.

"『내경』에는 '경자평지(驚者平之)'라고 하였습니다. 경자평지의 평(平)은 평소라는 뜻으로 자연스럽게 습관화하면 놀라지 않는다는 뜻입니다. 자주 놀라는 증상이 있는 사람은 그 요인을 찾아 습관화 해주면 평상시와 같아질 수 있습니다."

이런 설명을 듣고 환자는 고개를 끄덕였다. 그날, 환자의 방에 장자화가 사람을 시켜 문창을 두들겼지만 환자는 평상시처럼 놀라지 않았다. 나중에는 천둥・번개에도 놀라지 않을 수 있게 되었다.

6 기사회생(起死回生)

사마천(司馬遷)의 『사기(史記), 편작창공열전(扁鵲倉公列傳)』에 편작의 기사회생에 관한 이야기가 있다.

편작(扁鵲)이 괵(虢)나라을 지나가는 동안에 성 안은 어수선하고 성 안에서 백성들이 곡하는 소리가 들려 알아 보았더니 태자(太子)가 죽었다는 것이었다. 하지만 아직 안장하지 않았다는 소리를 듣고 편작은 궁으로 달려갔다.

"제가 태자를 뵙겠습니다."

"태자는 오늘 세상을 떠났습니다."

"저는 편작이라고 합니다."

"아니! 그 유명한 편작 선생님 아니십니까?"

"이쪽으로 오십시오. 태자가 오늘 세상을 하직하였습니다."

편작을 모시고 태자의 시신이 있는 곳으로 갔다. 편작은 태자를 자세히 보고 맥을 짚어 보더니 입을 열었다.

"태자는 아직 죽지 않았습니다."

"예!!"

"태자는 지금 시궐(尸厥)입니다. 즉시 삼양오회(三陽五會)에다 침을 놓으면 얼마 안 있어 소생할 수 있습니다."

시궐(尸厥)이란 현대에서는 흔히 쇼크(shock)를 말한다.

"그러면 즉시 시술해 주십시오."

편작은 제자인 자양(子陽)과 자표(子豹)에게 태자의 양쪽 가슴을 따뜻하도록 하게 하고 삼양오회에다 침을 놓았다. 얼마 안 되어 태자

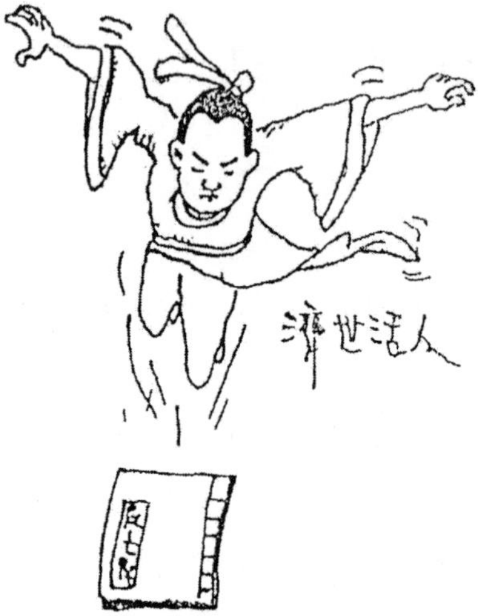

가 숨을 내쉬며 살아났다.

"태자가 기사회생(起死回生) 하였습니다."

"과연 편작은 명의 중의 명의입니다."

황보밀(皇甫謐)의 『침구갑을경(鍼灸甲乙經)』과 명나라 고무(高武)의 『침구취집(鍼灸聚集)』, 청나라 섭광조(葉廣祚)의 『채애편(采艾編)』에 삼양오회를 설명하였다. 바로 백회(百會)혈이 삼양오회이다. 백회는 머리 꼭대기 중앙의 혈이다. 즉, 양 귀의 이은 선과 얼굴 정 가운데가 만나는 곳이다.

백회혈은 머리의 어지럼증, 귀에서 소리가 나는 이명증, 코 막힘증, 탈항증일 때, 또는 여자의 음부가 빠지는 음정(陰挺)일 때 유효하며, 특히 갑자기 쓰러질 때 구급혈로 쓰인다.

편작은 그 후로 기사회생의 의원으로 이름을 날렸다. 시궐의 치료혈 자리는 문헌 중에도 많이 기재되었다. 송나라 왕집중(王執中)의 『침구자생경(鍼灸資生經)』 5권에 시궐을 치료하는 혈들이 아래와 같이 기재되어 있다.

졸시궐(卒尸厥)에는 은백(隱白), 대돈(大敦)혈
시궐폭사(尸厥暴死)에는 금문(金門)혈
황홀시궐번통(恍惚尸厥煩痛)에는 중극(中極), 복삼(僕參)
시궐상여사(尸厥狀如死)에는 대돈(大敦)
시궐(尸厥)에는 여태(厲兌)혈로 사용한다.

왕집중은 시궐의 혈위(혈자리)가 대부분 정혈(井穴)에 있으며, 정혈은 음경(陰經)과 양경(陽經)의 교접하는 부위로 음양이 접하고 기혈역란(氣血逆亂)을 조절하는 작용이 있으며, 백회혈은 수족의 삼양경과 독맥이 만나고 개규영신(開竅寧神), 평간식풍(平肝熄風) 작용이 있다고 하였다.

편작의 원래 이름은 진월인(秦越人)으로 기원전 407~310년 발해(勃海) 사람이다. 발해는 지금의 하북(河北) 임구현(任邱縣)이다. 그는 젊었을 때 여관에서 일하다 명의 장상군(長桑君)을 만나 의술을 배웠고, 침구(鍼灸), 안마(按摩), 열위(熱熨), 부약(敷藥)과 탕약(湯藥)으로 병을 치료하였다.

『사기(史記)』에 근거하여 보면 편작은 장상군의 의술을 습득하여 사람의 오장육부를 뚫어 볼 수 있으며, 담장 넘어 있는 사람을 볼 수 있는 능력을 갖게 되었다고 한다.

편작은 각지를 다니며 치료하였는데, 그의 족적은 황하강 지역으로 하북(河北), 하남(河南), 산동(山東), 협서(陜西) 등지였다. 그는 각 지역의 풍속과 습관이 달라 병도 다르다는 것을 근거로 치료하였다. 그가 감단(邯鄲) 지방에서는 부녀자들의 병을 잘 보아 그곳에서는 부과의(婦科醫)라고 불렀으며, 함양(咸陽)에서는 소아들의 병을 잘 보아 소아과의(小兒科醫)라고 불렀다.

낙양(洛陽)에 있을 때는 노인들의 병을 잘 보았다. 그곳의 노인들은 이농(耳聾), 안화(眼花), 요산배통(腰酸背痛) 등의 질병이 많았는데 그런 병도 잘 고쳤다. 이농은 잘 안 들리는 것을 말하고, 안화는 눈이 침침하고 뭔가 끼여 있는 듯한 것을 말한다. 그리고 요산배통은 허리와 등이 아프거나 쑤시는 증상이다.

편작은 미신(迷信)과 무당들이 병을 고친다는 것을 반대하였다.

"무당을 믿고 의술을 안 믿는 것도 병 치료를 못 하는 여섯 가지 중에 해당된다(信巫不信醫六不治)."

당시 사회의 분위기는 의원을 믿지 않고 무속신앙에 매달리는 백성들이 많았다. 진(秦)나라 최고의 의정관(醫政官)인 이혜(李醯)는 편작의 의술이 높은 것을 시기하였다.

"아무래도 편작의 의술이 나보다 높아 그의 명성 때문에 나의 의술이 빛을 발하지 못하는구나."

어느 날, 이혜는 사람을 시켜 편작을 살해하도록 하였다. 결국 일대의 명의인 편작이 이혜의 시기와 질투심으로 참사당하였다.

7 난산치료

당 태종의 왕비인 장손(長孫) 황후가 난산으로 고생을 하고 있을 때 이동현(李洞玄)이 당 태종(太宗) 이세민(李世民)의 아들인 고종(高宗) 이치(李治)를 침술로 탄생시킨 이야기다.

"왕비께서 태기가 있습니다."

"빨리 의박사(醫博士)를 부르도록 하라"

의박사 이동현(李洞玄)이 진맥 후 말했다.

"난산입니다."

태종이 물었다.

"어떻하면 좋은가?"

"침을 놓으면 태아는 살릴 수 있지만, 황후는…."

장손 황후는 이동현 의원의 말을 듣고 입을 열었다.

"나는 죽어도 좋으니 태아만은 살리게나."

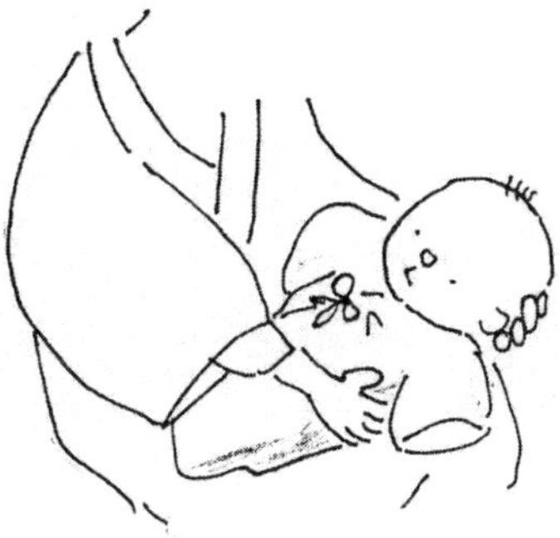

"그러나…."

"어서 빨리 시침하게나. 나는 상관 말고."

이동현 의원은 장손 황후의 복부에 침을 놓았다.

"으앙!"

태자는 이동현 의원의 침술로 순조롭게 태어날 수 있었다. 그러나 장손 황후는 세상을 떠나고 말았다.

이동현(李洞玄)은 당나라 때 의박사(醫博士)로 임명되었다. 그의 침술은 뛰어나 송(宋)나라 주밀(周密)의 『제동야어(齊東野語)』에 기재되어 있다.

8 대황

양(梁)나라 때 명의인 요승원(姚僧垣)은 가문 대대로 내려오는 의술을 계승하여 의술이 매우 높았다. 아버지 요보제(姚菩提)의 의술을 전수받아 그는 허다한 난치병을 치료하였다. 양(梁)나라의 무제(武帝)와 원제(元帝)의 질병을 치료하였는데, 그가 대황(大黃)을 선용(選用)한 일화가 있다.

대동(大同) 11년(주후 545년)에 양무제가 병이 났다. 양무제의 병은 발열이 나고 마음이 불안한 증세였다. 궁궐 안의 많은 신하들이 허다한 처방을 바쳤지만 소용없었다. 비로소 양무제는 어의(御醫)를 청하여 진단을 받았다.

"황제 폐하! 대황을 복용하여 열을 빼내야 합니다."

다른 의원들은 대황을 복용해야 한다고 했지만 요승원의 의견은 달랐다.

요승원 의원은 진맥을 한 다음 입을 열었다.

"지존(至尊)께서는 연세가 이미 80세이기에 장부가 허(虛)합니다. 비록 열이 몸 안에 있다 해도 준사(峻瀉)의 약을 가볍게 생각하면 정기(正氣)를 손상합니다."

양무제는 요승원의 말을 가볍게 여겼다.

요승원 의원은 말을 계속했다.

"당대 명의의 말을 어찌 안 듣습니까? 산중재상(山中宰相)이라는 도홍경(陶弘景) 명의는 대황은 장군지호(將軍之號)요, 그것은 쓰면 준쾌(峻快)라고 하였습니다. 신이 보는바 지존의 질병은 준하제(峻下

劑)를 쓰면 만부당하옵니다."

무제는 불쾌하여 명령하였다.

"물러가라!"

하지만, 그날 밤 요승원 의원은 급히 궁궐에 들라는 명을 받았다.

"요승원 의원을 급히 들라하라!"

양무제는 요승원 의원의 말을 듣지 않고 대황을 복용하여 열은 계속 있었고 정신 또한 혼미하고, 심계(心悸, 가슴 두근거림)와 기단(氣短, 호흡이 짧음)이 있었다. 그러자 양무제는 요승원 의원에게 말했다.

"요승원 의원께서 치료하게나!"

요승원 의원이 치료하자 무제는 원기를 회복하였다.

"요승원 의원, 어떻게 치료했길래 짐의 몸이 쾌차하였는가?"

"대황의 고한(苦寒)한 성미로 폐하의 양기(陽氣)를 손상시켰기에 즉시 온화지법(溫和之法)을 사용하지 않으면 안 되어 평보지약(平補之藥)을 썼습니다."

"허허! 짐이 의원의 말을 듣지 않아서 병이 지연되었구나. 의원의 의술이 과연 높구나!"

원제(元帝)가 무제(武帝)를 이어 계위한 후에 요승원 의원에게 참군(參軍)의 직위를 주었다. 참군은 왕부(王府)에 소속된 장군의 군사

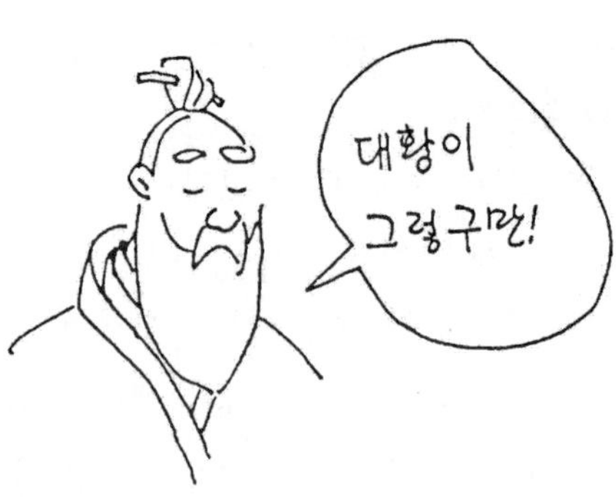

막료(幕僚)이다.

어느 날, 원재(元帝)가 몸이 아팠다.

“배가 더부룩하고, 통증도 있어 입맛이 없구나.”

여러 의원들이 치료방안을 검토하고 있었다.

그때 진맥을 한 요승원이 말했다.

“폐하께서는 대황을 복용해야 합니다.”

다른 의원들은 일제히 반대하였다.

“무제폐하 때 대황을 복용하여 고생한 적이 있습니다.”

이어서 요승원 의원은 입을 열었다.

“맥은 홍대맥(洪大脈)이요, 실(實)하며 음식을 먹을 수가 없고, 위완비만(胃脘痞滿)이고, 복중에 숙식불화(宿食不和)이기에 대황탕(大黃湯)으로 공하(攻下)하지 않으면 안 됩니다.”

양원제는 요승원 의원의 말을 듣고 탕약을 복용했다. 과연 음식이 정체된 숙식이 내려가고 비만복창(痞滿腹脹)의 질병이 소실되었다.

요승원(姚僧垣) 의원은 499～583년까지 85세로 향수(享壽)를 다하였고, 자(字)는 법위(法衞)이고, 지금의 절강성의 항주(杭州) 사람이다.

그의 저서는 『집험방(集驗方)』 12권이 있었으나 모두 소실되어 지금까지 내려오지 못하였다.

9 공최혈

조선(朝鮮)때 일이다. 한 농부가 간난이라는 여자 아이를 들쳐 업고 허임(許任) 의원을 찾아갔다.

"우리 애를 살려 주세요."

"무슨 일인가?"

"애가 입으로 피를 토하고 죽어가고 있어요."

허임 의원은 간난이의 맥을 짚어 보더니 아무 말도 않고 침통에서 침을 꺼냈다.

간난이의 팔쭉지에 있는 공최(孔最) 혈에다 강한 자극을 주며 자침(刺針)을 하였다.

"우리 아이를 제발 살려 주세요."

"가만히 있게나. 조금만 있으면 되네."

그리고 척택혈과 내관혈에 연달아 침을 놓았다. 조금 있으니 간난이의 얼굴에 화색이 돌기 시작했다.

"…."

허임 의원은 아이의 아버지에게 조용히 말했다.

"이제는 됐으니 좀 안정시키고 내일 또 오게나."

그 다음 날 간난이 아버지는 다시 딸을 데리고 왔다.

"고맙습니다. 간난이가 의원님의 침을 맞고 많이 좋아졌습니다."

"아직 다 나은 것은 아닐세. 오늘 맞으며 더 좋아진다네!"

허임(許任)은 당대의 명의로 『침구경험방[針灸經驗方)』을 저술하였으며, 3권으로 된 『침구경험방』은 내경(內經)의 병기십구조(病機

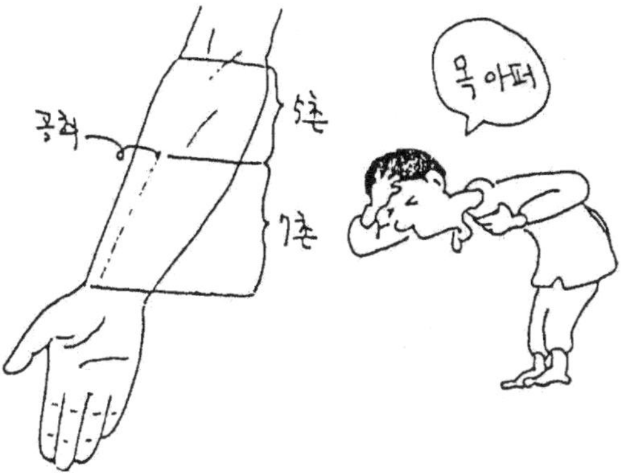

十九條), 즉 오장자육조(五臟者六條)와 장부 경락 주병(主丙), 십이경혈, 경외기혈(經外奇穴)을 상권에 서술하였으며, 중권과 하권에는 치료편으로 상견(常見) 질병의 취혈(取穴, 혈 자리 잡는 것)과 중요한 66혈, 간편하게 취혈하는 법, 보사(補瀉) 수법과 침자 수법을 소개하였다. 일본에서 1778년에 발행된 귀한 책이다.

공최의 공(孔)은 틈이라는 뜻이고, 최(最)는 극히 더 없다는 뜻이다. 이곳은 기혈(氣血)이 모아지는 곳으로, 기혈을 잘 통하게 하여 최고의 효과를 보게 하는 혈인 공최혈이다. 수태음폐경(手太陰肺經)의 극혈(郄穴)이다.

공최는 폐결핵으로 피를 토하는 각혈(咯血), 인후염, 편도선염, 폐염, 기관지염, 팔죽지의 통증, 수관절의 통증에 사용한다. 중국 제일군의대학 중의계 침구과 연구소의 구양군(歐陽群) 부교수는 30년간 급성 편도선염에 공최혈로 소염과 지통을 시켰다. 급성 편도선염을 치료하는 기간은 심하면 2～3일이고, 심하지 않으면 1～2일이면 치료가 된다. 공최혈의 공능(功能)은 이기윤폐(理氣潤肺)와 청열지혈(清熱止血) 작용을 해준다.

10 방안시와 합곡혈

상예서(嘗詣舒)의 동성(桐城)에 사는 한 부인이 난산으로 고생하고 있었다. 7일 동안이나 해산이 되지 않고 난산으로 통증만 있어 위급한 상황이 되었다. 그 동안 여러 의원들이 와서 갖가지 방법으로 치료하였지만 효과를 보지 못해 속수무책이었다.

그러던 어느 날 방안시(龐安時)의 제자인 이백전(李百全)이 이웃집에 살고 있었는데, 이웃집 사정을 알게 된 이백전이 그 집으로 찾아가 말했다.

"저의 스승이 계신데, 침을 잘 놓기로 유명합니다."

"그럼, 어서 모셔와 주세요. 부탁드립니다."

제자인 이백전이 방안시를 모셔왔다. 방안시가 조심스럽게 맥을 보더니 품속에서 침통을 꺼내 산부의 복부에 침을 놓았다. 잠시 후 침을 뺀 후 식구들에게 말했다.

"산부의 배와 허리를 따뜻하게 해주세요."

그 다음 복부를 추나(推拿) 요법으로 시술하니 임산부가 잠시 후에 소리를 지르며 말했다.

"아랫배가 아픕니다. 음…."

"으앙"

울음소리를 내며 사내아이가 태어났다. 수많은 의원들이 와서 치료하였지만 효과를 보지 못했는데 방안시 의원이 치료한 후 얼마 되지 않아 아이를 출산을 하니 집안 식구들이 물었다.

"의원님! 참 용하십니다. 어찌해서 이렇게 애를 쉽게 낳게 했나요?"

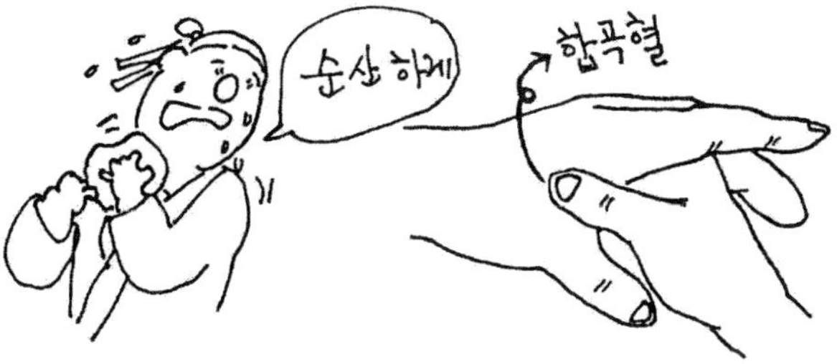

“내가 맥을 보니 아이가 엄마의 복부를 잡고 놓지 않기에 잡고 있는 손의 호구(虎口)혈에 침을 놓았지!”

과연 사내아이 오른손 합곡(合谷) 자리에 침을 놓은 자국이 있었다.

이 이야기는 『송사, 방안시전(宋史, 龐安時傳)』에 나오는 실화이다. 또한 『고금의통(古今醫統)』에는 다른 이야기도 있다.

원(元)나라 때 진남왕(鎭南王)의 왕비가 병에 걸려 일어서지도 앉지도 못하고 있었다. 어의들이 치료하였지만 도무지 효과가 없었다. 이때 독노(禿魯) 어사(御使)가 서문중(徐文中) 의원을 추천하였다.

“무슨 질병인가?”

“풍질(風疾)이옵니다. 신이 침을 사용하면 가할 줄 압니다.”

서문중 의원은 진찰한 후에 합곡(合谷)과 곡지(曲池)를 만지며 그곳에 침을 놓았다. 서문중이 침술에 능해서 침을 놓을 때에 왕비는 침을 놓는 것조차 몰랐다. 왕비가 조금 후에 손발을 펴더니 다음 날은 평상시와 같이 마음대로 움직일 수가 있었다. 진남왕은 서문중의 침술을 인정하였고 대단히 기뻐하며 연회를 베풀어 주었다.

서문중 의원은 원나라 때 선주(宣州) 사람이고, 자(字)는 용화(用和)이다. 선주는 지금의 안휘성(安徽省) 선성현(宣城縣)이다.

합곡은 면역기능에 영향을 주는데 합곡, 내관에 침을 놓으면 백혈구의 탐식기능이 높아지고, 진통효과가 있어 통증을 제거해 준다. 합곡혈은 소화기능을 조절하기에 소화장애에 많이 쓰이는 혈이다. 합곡혈에다 침을 놓고 x선으로 관찰해 보면 위연동 파장폭이 증가되고, 위분비 기능도 조절된다.

위산도와 위 단백요소(protease)가 저하되는 환자에게도 효과가 있다. 호흡기능 조절도 하며, 혈액순환기능 조절을 하여 고혈압과 동맥경화에도 탁월하다. 합곡혈과 내관혈을 사용하면 체내 면역기능을 좋게 하여 백혈구의 탐식기능이 증가된다. 그리고 충수돌기염(맹장염)에도 효과가 있다.

내분비기능 조절을 하여 갑상선 비대에 합곡혈로 86.9%가 축소되며, 호르몬기능에도 영향을 주어 합곡혈과 삼음교혈을 사용하여 30분 후에는 자궁을 수축시켜서 태아가 난산일 때 최산의 효과를 준다. 합곡혈은 진통작용을 하기에 침으로 마취할 때도 합곡혈과 내관혈로 뇌하수체 Ach 함량과 Ach E 활력을 증가시켜 통증을 완화시킨다. 어린이 경풍(경기)에도 효과가 있다.

5편. 명의(名醫) 열전

1 자음을 주장한 주단계

금(金), 원(元) 시대 때 명의 네 분이 있었다. 이를 일컬어 「금원 4대의가(金元四大醫家)」라고 하였다. 그 중 제일 나중에 된 의원이 원(元)나라 주단계이다. 그는 여러 가지 질병의 원인은 "양상유여(陽常有餘), 음상부족(陰常不足)"이라 주장하였다. 이 말은 몸 안에 양(陽)은 항상 여유가 있고, 음(陰)은 항상 부족해서 몸의 진액이 항상 모자란다는 뜻이다.

그리하여 주단계의 치료법은 '자음강화(滋陰降火)'를 하는데, 그 뜻은 음액(진액)을 윤택하게 하여 몸에 열기를 떨어뜨린다는 원칙이다. 그는 '자음파(滋陰派)'의 대표적인 인물이다.

주단계(朱丹溪)의 이름은 진형(震亨)이고, 자(字)는 언수(彥脩)이며, 무주의 의오(義烏) 사람이다. 의오는 지금의 절강성(浙江省)의 의오현(義烏縣)이다. 그의 고향에서는 아름답게 흐르는 강을 단계(丹

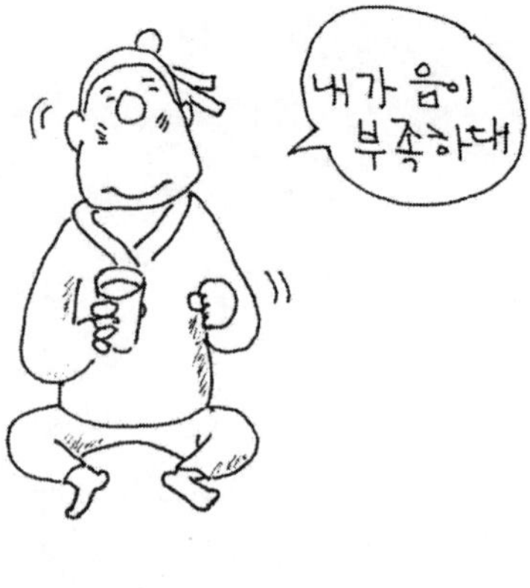

溪)라 부르는데, 그래서 그를 단계옹(丹溪翁)이라고 불렀다.

그는 원세조(元世祖) 원18년(1281년)에 태어나 원혜종(元惠宗) 정 18년(1347년)에 66세의 나이로 세상을 떠났다. 자음학설을 주장한 그는 1347년에 그의 대표작 『격치여론(格致餘論)』을 완성하였으며, 이 외에도 많은 저술을 남겼다.

주단계는 농가에서 태어나 유년시절에 아버지를 여위고 어머니와 단 둘이 살았다. 그는 어려서부터 공부를 좋아해 하루에 천 마디의 말도 기억하였다고 하며, 이후에는 마을의 서당에서 경문(經文)을 공부하였다.

금화(金華)의 이학가(理學家) 허겸(許謙)이 26세 때 동양팔화산(東陽八華山)에서 강의를 하였는데, 주단계도 여기에서 허다한 지식을 다 배웠는데 「동남대유(東南大儒)」의 학문도 배웠다. 사람들 모두 그에게 말했다.

"과거를 봐서 높은 관리직을 얻어 좋은 생활을 하시지요."

"아닙니다. 저는 사람을 구하는 의학을 공부할 겁니다."

그는 관리직을 얻고자 공부하지 않았고, 자기 수양을 위하여 학문을 높이고자 하였다. 이것이 그가 의학을 하게 된 동기였다.

그가 20여세 때 그의 처가 사망하였다. 아이는 질병에 걸렸고, 큰아버지는 정신혼란 같은 무민병(茂悶病)에 걸렸다. 또 그의 외삼춘은 코에서 출혈이 생기는 비뉵(鼻衄)으로 고생하였다. 동생은 다리에 통증으로 고생하였다. 병에 걸린 가족들 모두 손을 썼지만 사망하였다.

30세가 되던 때 그의 어머니도 병에 걸렸는데 다방으로 치료했지만 효과가 없었다. 원래 이런 의사들의 의술은 약하다. 또 당시 사회 풍조가 병을 치료할 때 어디가 아프다 하면 환자의 상태는 보지도 않고 맹목적으로 약을 쓰는 '국방(局方)'으로 처방하였기 때문이다. 한의의 특징은 증세에 맞게 처방을 쓰는 대증하약(對症下藥)이다. 그래서 아무리 같은 두통이라도 환자의 상태에 따라 처방은 틀려져야 한다.

후에 그의 스승인 허겸(許謙)이 중한 병에 걸렸다. 하루는 그가 간절하게 주단계에게 말했다.

"내 병은 오래된 병이라서 의술이 뛰어난 의원이 아니면 고치기가 힘들 것 같아. 자네는 총명하고 똑똑하니 의학 공부를 하는 것이 좋을 것 같네. 어떤가?"

주단계는 주저하지 않고 대답했다.

"한 사람이 오직 한 의학에 정통으로 공부하여 사람을 구하며 산다는 것은 좋은 일이지요. 부귀공명을 버리고 의학을 하겠습니다."

그 후, 그는 여태까지 공부했던 과거(科擧) 과문(課文) 전부를 불태워 버리고 의학공부를 하였다.

주단계는 전에 『소문(素問)』을 읽어 본 적이 있었는데 쉽게 이해가 되지 않아 이 때부터 그는 3년간 밤낮으로 의학공부를 하였다. 3년이 지나니 그는 의학 지식이 풍부해져, 그 후로 2년간 어머니의 고질병을 성심껏 치료하였다.

당시 사회에서는 남송(南宋) 관방(官方)에서 제정한 『대관 297방(大觀 297方)』이 성행하였다. 그는 그것을 손으로 배껴서 연구와 연구를 거듭하여 치료하는 데 사용하였다.

그가 연구하고 치료하던 중 현재의 질병을 옛날 처방으로 치료하니 잘 듣는 것과 그렇지 않은 것이 있었다. 그래서 의학의 치료규칙을 새로 건립하기 위해 『내경(內經)』, 『난경(難經)』 등의 의학전서를 그는 다시 공부해야만 했다. 장자화(張子和)의 『유문사친(儒門事親)』, 『내경』, 『상한론(傷寒論)』을 서로 비교해서 서로 사리를 분명히 하는 의미를 발견하고 또 다른 것을 발견하였다. 연이어 연결되는 의문점도 생겼다.

'어떻게 고방(古方, 옛처방)과 오늘의 병과의 모순을 해결할 것인가? 장자화의 『공병삼법(攻病三法)』을 어떻게 해석할 것인가? 공(攻)과 보(補)의 관계는 어떻게 처리를 하나?'

이러한 의문점에 대하여 그의 고향에 있는 의원 중에는 이런 문제를 해석해 줄 의원이 없었다.

"그래, 이 문제를 해결하려면 좋은 스승을 만나야 되겠다."

그는 이런 문제를 알려줄 좋은 스승을 만나기 위해 고향을 떠나기로 결정하였다. 이렇듯 장자화는 의학에 매진하여 나중에는 고명한 의원이 되었다.

2 침경맥법 정고

동한(東漢) 시대(25~220년), 정고(程高)는 광능(廣陵) 사람으로 지금의 강소성(江蘇省) 강도현(江都縣)이다. 그는 사천(四川) 지방 부(涪) 강변에서 태어났고, 그가 17세 때에 부모님이 돌아가셨다. 고아인 그는 어느 곳에도 의탁할 곳이 없었다. 그래서 가축에게 먹이 주는 등의 잡일을 하며 지냈다.

어느 날, 그 일대에서 유랑하는 신비하고 이상한 노인이 나타났다는 소리를 듣게 되었다. 그 노인은 나이가 많아 백발이 창창하고, 남루한 의복을 입고 길거리에서는 구걸을 하고, 강가에서는 낚시질을 하며, 집도 없이 떠돌이로 폐허나 사당 등에서 잠자는 생활을 하였다. 누구도 그 노인의 이름을 아는 사람이 없었지만 날이 지나자 사람들은 그를 '부옹(涪翁)'이라고 불렀다.

어느 가을에 농부인 구대(邱大)는 밭에서 집으로 돌아오는 길에 강변에서 한 신선을 만났다고 했다. 사람들이 그 소리를 듣더니 구대의 주위로 몰려와 이것저것을 물었다.

구대는 밭에서 녹두를 거두며 바쁘게 일을 하였다. 그는 반나절을 바쁘게 일을 해서 몹시 피곤하였고, 전부터 풍습병(風濕病·신경통)이 있던 터라 무릎도 아프기 시작하였다.

그는 날이 저물 때까지는 이를 악물고 고통을 참아가며 일을 마치려 했으나 고통이 심해져 일찍 집으로 돌아가야만 했다. 그가 절뚝거리며 강변을 걷고 있었는데, 때마침 강변에서 낚시를 하고 있던 백발 노인이 그를 보고 말했다.

"여보시오. 당신 걷는 것을 보니 병 때문에 통증이 있나 보군?"

구대는 발걸음을 멈추고 힘없이 대답하였다.

"네, 맞습니다. 이 병은 오래 되었고, 온몸이 아프며 두 다리는 더욱 아픕니다. 몸이 피곤하든가 풍한기(風寒氣)를 느끼기라도 하면 통증이 재발합니다."

노인은 낚싯대를 내려놓고 몸에서 침통을 꺼내며 말했다.

"만약 당신이 원하면 내가 치료를 해주겠네."

노인은 몇 대의 침을 놓았다. 그의 통증은 점점 소실되었다.

"몇 번 더 침을 맞으면 병이 나을 수 있소."

구대는 감사 인사를 올리고 집으로 돌아오다가 마을 사람들에게 노인에 대한 이야기를 하니 그 노인의 이름이 '부옹'이라고 한다.

그 후에 구대는 부옹을 찾아가 몇 번의 치료를 더 받아 오랜 동안의 고질병이 완전히 나았다. 이때부터 사람들에게 입소문이 나기 시작하여 많은 환자들이 그에게 치료를 받았다. 그는 한 사람 한 사람 정성껏 치료하였다. 그리하여 그 초라한 노인에게 다투어 가면서까지 좋은 음식을 대접하려는 존경받는 사람이 되었다. 정고가 이런 부옹에 대한 소문을 들었다.

'만약 내가 부옹처럼 치료를 잘 하면 얼마나 좋겠는가!'

그는 부옹을 만나러 강변으로 갔으나 그곳에는 부옹의 그림자조차 보이지 않았다. 부옹은 마을 사람들이 그를 청하여 병을 치료하고, 시간이 나면 산으로 약초를 캐러 가기 때문에 그전과 같이 그를 만나기가 쉽지 않았다.

정고는 조금도 실망하지 않고 그를 만나기 위해 매일 강변에 가 보았다. 어느 날 오후 부옹이 낚시하는 것을 발견하였다. 한 번도 만나본 적이 없었으나 정고는 한눈에 부옹을 알아보았다.

백발에 인자한 웃음을 짓고 있는 부옹의 첫인상은 마치 친한 친척처럼 느껴졌다. 정고는 부옹에게 다가가서 말했다.

"선생님께서 부옹이시지요?"

부옹은 웃으면서 머리를 끄덕이며 대답했다.

"그래, 사람들이 그렇게 부르며 따르고 있지. 그런데 젊은이가 나를 왜 찾고 있었나?"

"저는 단지 호기심(好奇心)으로 만나보고 싶었습니다."

부옹은 낚싯대를 걷으며 정고에게 물었다.

"자네의 나이는 20살도 아직 안 되어 보이는군. 자네의 이름은 무엇이며, 공부는 했었는가?"

부옹의 미소는 봄날 햇빛처럼 정고의 얼어붙은 마음을 녹여 주었다. 부옹의 정겨운 물음에 정고는 병마로 돌아가신 부모님이 생각나 눈시울이 뜨거워졌다.

"저는 정고라고 합니다. 2년간 공부를 하였으며 부모님은 두 분 다 돌아가셨습니다."

부옹은 그가 고아라는 것을 알고 더욱 위로하였다.

"그래, 유명한 사람 중에 가난을 이기고 열심히 공부하여 훌륭하게 된 사람이 많다네. 여기 앉게나."

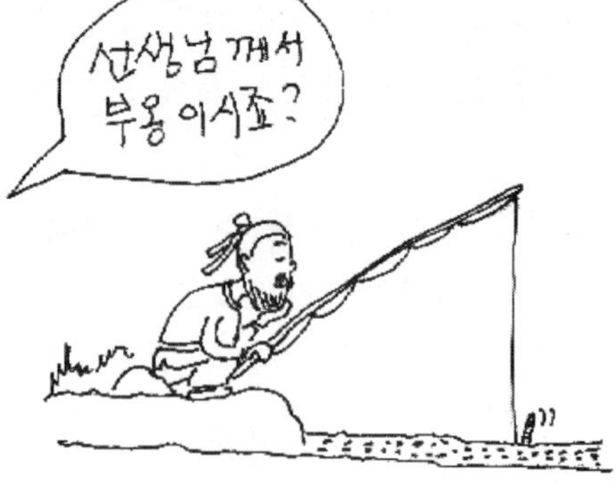

부옹은 정고가 마음에 들었다. 부옹은 원래 3대째 의원으로, 15년 전에 부인이 심한 풍습(風濕) 신경통이 있어 모든 약을 써보았으나 효과를 보지 못하자 집을 떠나 산에 은거하면서 인체 생리를 연구하였다. 경혈(經穴), 맥락(脈絡), 석침(石針)을 연구하여 부인에게 침을 놓았는데 그 효과로 부인은 통증에서 해방되었다. 산중에서 그들은 10여 년 동안 산림을 유람하며 신선생활(神仙生活)을 하며 지냈다.

"늙은 마누라는 작년에 저 세상으로 갔다네."

부옹은 그가 연구한 맥락(脈絡)과 임상경험을 망라하여 『침경진맥법(針經診脈法)』을 썼다.

"이제 나는 나이가 많아 나의 비술을 전수받을 적당한 사람을 찾고 있었다네. 세상의 병으로 고통을 받는 사람들을 치료하게 하는 것이 나의 바람이라네!"

그는 3개월 동안 낚싯대를 드리우며 전수받을 사람을 찾았지만 여태까지 마음에 드는 사람이 없었다. 치료의 사명감을 갖고 의술을 배우고자 하는 사람을 찾고 있었던 것이다.

부옹은 정고와의 만남이 내심 기뻤다. 정고의 기질(氣質), 개성(個性), 본성, 가문 등 모든 것이 적합하다고 생각하였다. 부옹은 정고를 제자로 삼으니 정고가 무릎을 꿇고 절을 올렸다. 이 때부터 전심으로 부옹을 따라 의학을 공부하였다. 정고는 항상 그림자같이 스승인 부옹을 따라다니며 환자를 치료하였다.

어떤 때는 부강(涪江) 부근에 동분서주로 다니며 그를 대신하여 환자를 치료해 주고, 어떤 때는 산에 들어가 약초를 캐며 7년을 보내기도 하였다. 부옹은 자신의 의술을 남김없이 정고에게 전수하였다.

달이 밝고 선선한 바람이 부는 가을에 부옹은 75세 고령의 나이로 세상을 떠났다. 정고는 사부(師父)의 시체를 그의 부인 곁에 모시고 제를 지냈다.

그는 30세가 되지 않아 의술이 높은 명의(名醫)가 되었으며, 관청에서는 그를 여러 차례 조정에서 일하도록 부탁하였지만 사절하였다. 그는 사부처럼 백성을 위하고 백성과 함께 지내며 병자를 돌보기를 원했다.

그는 자신의 의술을 제자 곽옥(郭玉)에게 전수하고, 후에 산으로 들어가 은거하며 한가롭게 지냈다.

3 진단의 대가 순우의

순우의(淳于意)는 성이 순우(淳于)이고, 이름이 의(意)이다. 한(漢)나라 때 임치(臨菑) 사람이다. 임치는 지금 산동성(山東省)의 임치(臨淄)이다. 그는 나라의 태창장(太倉長)을 지냈는데, 태창장이란 곡물을 관리하는 사람을 말한다. 그런 이유로 그를 태창공(太倉公) 또는 창공(倉公)이라고도 하였다.

순우의는 소년시절부터 의술에 대한 관심과 공부를 열심히 하였다. 환자를 치료할 때 10명 중 8~9명이 치료되는 명의였다. 그는 공손광(公孫光)과 양경(陽慶)을 스승으로 모셔서 의학공부를 하였다. 그러자 그의 의술은 날로 맹진하여 질병에서 많은 환자를 구할 수 있었다.

공손광은 그 당시 명의였으며 고대의 전래되는 비방을 많이 지니고 있었는데, 순우의가 그의 문하로 들어가 그에게 전수받아 국사(國士)가 되었다. 국사는 국수(國手)와 같은 것이다. 공손광은 순우의를 제자로 둔 것을 매우 기쁘게 여겨 자신의 의술 전부를 전수해 주었고, 그 당시 명의인 양경을 소개하기도 하였다.

공손광이 순우의에게 말했다.

"나에게는 더 이상 배울 것이 없다. 소개장을 써 줄 테니 양경에게 찾아가 좋은 의술을 더 배우도록 하여라."

당시 한고후(漢高后) 8년(기원전 180년)이었다. 순우의가 양경에게 찾아갔을 때 그의 나이는 이미 70세가 넘었으며, 그는 순우의에게 의술을 가르쳐 주었다. 양경은 고대로부터 내려온 맥경(脈經), 오색진(五色診), 기해술(奇咳術), 약론(藥論) 등 비술(秘術) 전부를 순우의에게 전수하였다.

순우의는 3년 동안 공부에만 몰두하였으며, 또 실전을 통해 확실한 치료를 할 수 있어 누구와도 비교가 되지 않았다. 오직 그에게 진단만 받으면 한 사람의 생사를 단정할 수 있었다.

순우의의 진단술은 주로 맥을 보는 절맥(切脈)이었다. 이 절맥에 대한 신화 같은 전설도 있다.

어느 날 밤, 순우의가 꿈을 꾸었는데, 꿈속에서 봉래산(蓬萊山)을 유람하다가 한 번도 본 적 없는 궁궐에 도착하였다. 오직 보이는 것은 기둥에 부조(浮彫)를 하고, 대들보를 채화(彩畵)로 장식한 집이었다. 금벽이라 찬란하고 눈이 부셔 바로 보지도 못했다. 그때 한 아이가 두 손에 작은 잔을 들고 왔다. 그 작은 잔에는 맑은 물이 담겨 있었다.

아이가 말했다.

"창공, 피곤하시지요. 목이 마르시면 이 물을 드십시오."

순우의는 목이 마르다고 생각되어 그 물을 받아 한 번에 다 마셨다. 그때 폐부(肺腑)에 시원한 감이 들며 한쪽 몸이 시원해졌다. 그리고 머리를 들으니 '상지선관(上池仙館)'이란 글씨가 보였다. 그가 마신 물이 전설 중에 있는 상지수(上池水)였다. 상지수란 일종의 선수(仙水)로, 그 물을 마시면 사람의 폐부까지 볼 수 있게 되는 일종의 신선들이 마시는 물이었다. 그 후로 순우의는 안색만 봐도 진맥을 잘 하게 되었다.

순우의의 진맥으로 환자 생사에 관한 이야기가 있다.

제(齊)나라에 이름이 성(成)인 어사(御史)가 있었는데, 두통으로 시달려 순우의에게 진맥을 받았다. 순우의가 맥을 본 뒤에 말하였다.

"당신의 병은 매우 위급한 상태입니다. 나로서는 치료할 방법이 없습니다. 뭐라고 말할 수가 없네요. 죄송합니다."

순우의는 방에서 나와 동생을 불러 말하였다.

“형의 병은 저창(疽瘡)입니다. 이 저창은 위장(胃腸) 사이에 발생하는데 5일 후에 부종(浮腫)이 생기고, 8일 후에는 고름을 토하며 죽게 됩니다. 애석하게도 고치지 못하니 장사나 치를 준비를 하십시오.”

그로부터 8일 후에 순우의의 발대로 어사는 고름을 토하며 죽고 말았다. 순우의가 말하는 ‘저(疽)’는 통상적으로 외부에 생기는 악창을 말한다. 일반적으로 자주 보이는 부위로서 경항(頸項), 요배(腰背), 둔부(臀部) 등에 허다한 작은 부스럼이 집중된다. 큰 부위는 손바닥만하며, 작은 부위는 밤알만하다. 외부에 생기면 치료하기가 힘들다. 범증(范增), 진평(陳平) 등이 모두 등창이 생겨 죽었다. 내장에 악창이 생기면 생명을 부지하기가 힘들었다.

제(齊)나라에 낭중령(郎中令)이 있었다. 그는 갑자기 대소변이 불통하는 이상한 병에 걸렸다. 낭중령이란 본래 의원의 직무를 말한다. 지금의 보건국장을 말한다.

그는 허다한 의원을 청하여 진맥을 받았지만 모두가 한질(寒疾)에 걸렸다는 진단이었다. 그래서 치료를 받았지만 효과가 없었다. 그러나 순우의는 진맥 후 그에게 ‘용산증(湧疝症)’이 걸렸다고 단정하였다. 병의 증상은 대소변이 불통하는 것이었다.

순우의가 낭중령에게 화제탕(火齊湯) 한 첩을 복용하도록 하였다. 화제탕 한 첩을 복용한 낭중령은 조금 후에 소변이 나왔다. 그리고 황제탕 두 첩을 복용하니 대소변이 통하고, 세 첩을 먹으니 질병이 다 나았다. 낭중령이 완전히 회복되자 많은 의원들은 순우의를 더욱더 공경하였다.

제나라의 한 어부장(御夫長)이 춘하추동을 막론하고 일 년 내내 두 손에서 땀을 흘리는 이상한 병에 걸렸다. 그리고 찬 물건은 만지지도 못했다. 예를 들면 눈과 얼음같이 찬 것이 몸에 닿기만 해도 불편해하였다. 그래서 순우의에게 맥진을 하였다.

"이 병은 일종의 열병기(熱病氣)가 몸 안에 축적되어 있다가 발산되지 못해서 생깁니다. 대게 차갑게 흐르는 물 속에 목욕하다가 급히 나와서 바깥공기를 쐬면 이런 병에 걸리기가 쉽습니다."

어부장은 매우 놀랐다.

"맞아요. 당신의 말이 틀림없소. 어느 해 겨울, 내가 왕의 명령으로 초국(楚國)에 가는 도중에 거현(莒縣)을 지나가게 됐습니다. 그곳의 큰 강을 건너야 하는데 다리가 파손되어 마차를 몰고 물을 건너야만 했습니다. 강을 건너는데 말이 갑자기 놀래서 제가 물에 빠져 죽을 뻔 했습니다. 어떤 사람의 도움으로 물속에서는 나오게 되었지만 옷이 젖어 얼어 죽을 지경으로 추웠습니다. 옷도 갈아입지 못한 채 있었더니 조금 지나서는 몸에서 열이 나고, 나중엔 온몸이 불덩어리 같았습니다. 그 때문에 이 병에 걸린 것 같습니다."

이 이야기를 듣고 순우의는 그에게 한약을 주었다. 그가 한약 한 첩을 먹으니 더 이상 땀을 흘리지 않았으며, 두 첩을 먹으니 열이 없어졌고, 세 첩을 먹고 나서는 병이 완전히 나았다. 그 후 20일을 쉬었더니 원래의 건강으로 회복되었다.

순우의는 관형찰색(觀形察色)을 하면 능히 사람의 생사를 예측할 수 있었다. 관형찰색은 몸의 형태와 상태를 살펴보는 진단법이다. "신묘(神妙)를 발휘하려면 사람으로부터 탄복시켜야 한다"는 옛말처럼 그는 사람으로 하여금 놀라게 만들었다.

제북(濟北)의 왕궁에는 궁녀들이 많았다. 그곳의 궁녀들은 궁궐의 주방, 의복, 악무(樂舞)를 관리하였다. 어떤 궁녀는 차와 식사를 날라 왕과 왕비를 보살펴 주었다.

어느 날, 제북왕은 순우의를 불러서 말했다.

"그대는 궁궐에 있는 모든 궁녀의 신체검사를 하여 건강상태를 확인하라!"

순우의는 궁녀를 줄 세워 차례로 진단하였다. 궁녀 대부분은 신체가 건강하며 별다른 병을 찾아 볼 수 없었다. 그런데 이름이 수(豎)라는 궁녀는 병이 있는 것으로 진단되었다.

"병이 심각합니다. 내상증(內傷症)이라 지나치게 피로하면 안됩니다."

순우의가 제북왕에게 말하였다.

"폐하! 수 궁녀는 어떤 재능이 있습니까? 평상시 궁궐에서 어떤 일을 하고 있습니까?"

"수 궁녀는 다양한 연기를 하네. 내가 저잣거리에서 4,700관(貫)에 사온 여자 네 명 중 한 명이라네. 그 중에서도 수 궁녀가 제일 뛰어나지. 도대체 수 궁녀가 어떤 병에 걸렸는가?"

"수 궁녀의 병은 매우 심각해서 조심하지 않으면 죽을 수도 있습니다."

이 말을 듣고 제북왕은 수 궁녀를 불러서 얼굴색을 보니 괜찮고 좋아 보였다. 그래서 순우의의 말을 믿지 않게 되었다. 그리고 이듬해 봄, 어느 밤에 제북왕이 화장실에 갔었는데 그때 제북왕을 보호하기 위해 검을 들고 밖에 서 있던 수 궁녀가 화장실 옆에서 피를 토하고 죽어 있었다.

다른 이야기가 또 있다.

임치범리(臨菑氾里)라는 지방에 이름이 박오(薄吾)라는 한 여자가 있었는데, 그 여자는 매우 위중한 병에 걸려 있었다. 많은 의사를 청하였지만 박오의 병을 치료한 의원이 없었다. 모든 의원들은 박오의 병이 매우 심각하여 살 수 없다고 말했다. 그러던 중 순우의를 청하게 되었다. 순우의는 환자를 진단하고 말했다.

"이 병은 요하(蟯瘕)라는 병입니다."

"그러면 어떻게 치료하면 좋을까요?"

"뱃속에 요충이 너무 많이 있기에 완채즙(莞菜汁)을 먹으면 치료할 수 있습니다."

환자는 순우의의 말대로 완채즙을 마셨다. 그러자 과연 많은 요충이 배설되었다. 그 후 한 달 동안 휴식하며 보양하니 건강을 되찾을 수 있었다.

마지막 이야기는 의원과 의원이 대결했던 일이다.

제(濟)나라의 궁중에 수적(遂的)이라는 시의(侍醫)가 있었다. 그는 교양이 높은 의원이었다. 어느 날 그가 병이 났다. 그는 본인이 진단하여 '오석산(五石算)'을 지어 먹었지만 치료도 안 되고 병은 더 심해지기만 했다. 나중에는 점점 더 심해 소변조차 보기 힘들었다. 그래서 하는 수 없이 순우의를 청하여 진단하게 되었다.

"선생님의 병은 중열(中熱)입니다. 이 병에 오석산을 복용하면 안 됩니다. 만약 복용하면 대소변이 불통이 됩니다. 혹시 먹다 남은 약이 있으면 다 버리십시오."

그는 이어서 말하였다.

"편작은 '음석이치음병(陰石以治陰病), 양석이치양병(陽石以治陽病)'이라고 했습니다. 무릇 광물질의 약재료는 음양수화지제(陰陽水火之濟)이기에 '중열(中熱)에는 음석(陰石)으로, 중한(中寒)에는 양석(陽石)으로 치료하면 틀린 것이 아니다'라고 하였습니다."

순우의가 말했다.

"당신이 말한 이론은 아직 깊지가 않습니다. 편작이 한 말 중에 우리가 환자를 진단할 때 반드시 찰색(察色)을 하며, 맥을 짚어서 환자의 상태를 판단해야 한다고 했습니다. 또한 양질(陽疾)이 몸 안에 있고 음형(陰形)이 몸 밖으로 나타난 사람은 맹렬한 약이나 침을 사용하지 않으면 안 된다고 옛사람들은 말했지요. 만약 맹렬한 약을 음병(陰病)에 사용하면 몸이 점점 쇠약해지며, 양병(陽病)에 사용하면 더욱더 심해져 최후에는 몸에 사기(邪氣)가 떠돌아다니게 됩니다. 더욱이 저창(疽瘡)이 발작하면 수습하지 못합니다."

수적과 순우의 두 의원은 서로의 변론을 하였지만 공통적인 결론을 찾지 못했다. 수적은 혹시 결론이 나더라고 순우의의 결론은 들으려 하지 않았다.

3개월 후 수적의 병이 '저발유(疽發乳)'로 변해 죽고 말았다. 이것은 용의(庸醫, 엉터리 의원)가 약을 잘못 쓴 결과였다.

순우의는 진단술과 의술이 매우 높았다. 그의 이름은 날이 갈수록 널리 알려졌고, 그를 청하여 병을 봐달라고 하는 환자들이 갈수록 많아졌다. 각 지방의 고위관리나 부호들도 다투어 그에게 병을 보이려 하였다. 어떤 환자는 순우의를 의원으로 청하지 못하면 원한 섞인 불평을 늘어놓기도 해서 점점 시끄러워졌다.

한문제(漢文帝) 4년(기원전 174년) 사건이 『사기(史記)』 105권의 『편작, 창공열전』에 기재되었고, 『한서(漢書), 형법지(刑法誌)』에도 한문제 13년(기원전 167년)에 큰 역사적 사건이 기재되었다. 왜 이런 두 가지 다른 사건이 기재되었을까? 그건 바로 순우의가 법을 어기어 육형(肉刑)에 처하게 된 일 때문이었으며, 그의 작은 딸 제영(緹縈)이 황제한테 상서(上書)를 하여 아버지를 구하게 되었고, 한문제 유항(劉恒)이 감동하여 이때부터 참혹한 육형을 폐지하였다는 것이다. 이것은 순우의 개인과 사회에 미친 큰 사건이었다.

육형은 오래된 형법으로 전설에는 하(夏)나라 때부터 시작되었다고 하는데, 형벌은 4가지가 있다.

첫째, '묵(墨)'이다. 이 형벌은 죄인의 이마에 먹물 글씨를 새겨 영원히 지워지지 않게 하는 방법이다. 어느 지방으로 가도 사람들이 보기만 하면 전과가 있는 사람이라는 것을 금방 알게 되는 것이다. 육형 중에서 제일 가벼운 형벌이다.

둘째, '의(劓)'이다. 이 형벌은 죄인의 코를 잘라 몸의 오관(五官)을 완전하지 않게 하는 것이다. 비교적 무거운 형벌이다.

셋째, '비(剕)'이다. 이 형벌은 죄인의 두 다리를 자르는 것이다. 이것을 '월형(刖刑)'이라고 하며, 전국시대의 손빈(孫臏)이 바로 월형으로 두 다리가 잘렸다.

넷째, '궁(宮)'이다. 이 형벌은 남자의 생식기를 자르는 것으로 '거세(去勢)'라고도 한다. 『사기(史記)』를 쓴 사마천(司馬遷)이 바로 이런 형벌을 받았다.

이렇게 육형 4가지와 '대벽(大辟)'이라는 형벌이 있는데, 대벽은 사형을 말한다. 이 모든 형벌을 고대의 고형(五刑)이라고 한다. 이 형벌이 황제가 나라를 다스리는 백성에 대한 수단으로 어느 형이든 참혹하지 않는 것이 없다.

순우의의 명성은 더욱더 알려져 그에게 오는 환자가 많았다. 많은 환자로 인해 휴식이 언제나 필요했다. 휴식을 취하기 위해 환자를 돌보지 못하기라도 하면 적지 않은 사람들에게 미움을 샀다. 그 중에는 재물과 권력이 있는 자도 있었다. 또한 그를 시기하는 의원들은 그를 모략하여 병을 봐주지 않는 환자와 결탁하여 고발을 하였다. 그래서 황제가 직접 관할하게 되었다.

어느 날, 장안(長安)에 공문으로 고발이 되어 순우의가 형법을 받게 되자 그의 딸들은 통곡하며 울었다. 그에게는 아들은 없고 딸은 다섯이나 있었다. 순우의는 탄식하였다.

"자식 모두가 딸이라 이럴 때 아들이 있다면 도움이 되련만…."

그러나 그의 작은 딸 제영(緹縈)이는 지식과 학식이 있고 담력도 있었다. 그래서 제영이는 아버지를 따라 장안으로 가겠다고 하였다.

"애야! 너의 용기와 효심은 알지만, 네가 따라온다고 무슨 소용이 있겠느냐!"

제영이는 말했다.

"아버지가 형법을 받지 않도록 최대한 방법을 생각해 보겠습니다. 만약 제가 희생되는 한이 있더라도 아버지는 구하겠습니다."

순우의는 압송되어 장안에 도착하였다.

딸 제영은 직접 황제에게 상서(上書)하여 부친의 형벌을 사면하는 조건으로 종신토록 궁녀가 되겠다고 결심하였다. 딸 제영은 상서를 쓰고 다음 날 이른 아침에 급히 궁궐로 갔다. 문무백관이 조기를 할 때 제영이 높은 소리로 외쳤다.

"억울합니다! 황제님을 뵙게 해주세요."

한문제 유항(劉恒)은 중국 역사상 가장 인자한 황제여서 순우의 딸의 청원서를 접수하였다. 그래서 순우의의 죄는 면제되었고 육형도 폐지시켰다. 이 이야기는 역대 사학자들로 하여금 미담이 되었다.

한문제의 육형 중 오직 묵, 의, 비는 폐지되었고, 궁형은 보류되어 문제의 손자인 한무제(漢武帝) 때 사마천이 궁형을 받았다.

전하는 바로는 궁형은 줄곧 유지되다가 수문제(隋文帝)의 개황년간(開皇年間, 서기 589~600년)에 비로서 폐지되었다. 순우의의 딸 제영이가 상서하여 아버지를 구한 효행은 황제를 감동시켰다. 또한 육형이 폐지되자 후대의 무수한 사학가, 문학가, 희극가를 감동시켜 「제영이가 아버지를 구했다(緹縈救父)」라는 문학 예술극도 만들어졌다. 「제영」이란 제목의 영화도 만들어 감동을 주어 순우의 부녀, 명의와 효녀로 부각시켰다.

4 부부 한의사

갈홍(葛洪)과 포고(鮑姑)는 동진(東晋) 시대에 부부 침구사로 명성이 대단했다. 광동(廣東) 일대의 사람들은 그들 부부를 기리기 위한 기념지도 만들었다. 그 기념지는 삼원궁(三元宮), 포고정(鮑姑井)인데 나부산(羅浮山)에 있다.

갈홍은 약 281~341년까지 살았으며, 자(字)는 치천(稚川)이며, 사람들은 그를 '갈선옹(葛仙翁)'이라고 불렀다. 호(號)는 포박자(抱朴子)이고, 단양(丹陽) 구용(句容) 사람이다. 단양 구용은 지금의 강소성(江蘇省)의 구용현(句容縣)이다.

부와 세력이 있는 명문 출신으로 그는 도가(道家)의 대표적인 인물이기도 하다. 그는 16세 때부터 여러 가지 책을 많이 읽으며 제자백가(諸子百家)에 대하여 통달하였다. 그가 20세 때는 연단술(煉丹術)을 습득하여 그때부터 그의 의료 생애가 시작되었다.

만년에는 광동 나부산에 은거하며 연단술을 더욱더 연구해 불로장생하는 선약을 만드는 데 온힘을 다했다. 당시 귀족이나 부호들은 장생불로 선약을 구하여 영화를 누리고자 하였다. 갈홍은 연단 과정으로 약을 만드는 화학실험을 하던 중에 승화, 증류 방법을 발명하기도 하였다.

이것은 후세 의학의 화학을 발전시키는 데 공헌하였다. 지금 한방외과에서 임상 상에 응용하는 승강약(升降藥), 즉 홍승단(紅升丹), 백강단(白降丹)은 바로 갈홍의 연단술에서 후세에 전파된 방법이다.

갈홍은 연단술 외에 구법(灸法 · 뜸)도 연구하여 그의 저서인 『주

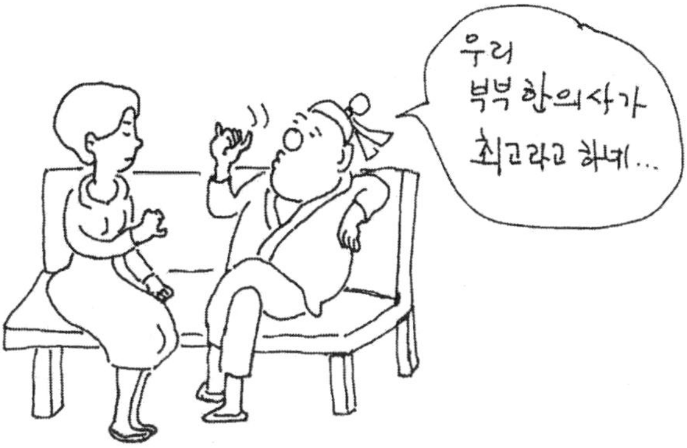

후비급방(肘后備急方)』 중에 격산구(隔蒜灸), 격염구(隔鹽灸)와 각법(角法), 즉 발관법(拔罐法 · 부황) 등을 소개하였다. 저서에는 93가지의 병증(病症)에 30가지 구법을 채용하였다. 침구 처방이 109가지이며, 그 중 뜸 처방이 99가지로 90% 이상 차지하고 있다. 뜸 처방은 크게 내과, 외과, 상과(傷科), 부인과, 오관과 등이 있으며, 그 중 전염병으로는 이질, 곽란, 학질, 폐로(肺癆), 역력(疫癧), 마풍병(痲瘋病), 광견병, 음식중독, 천화(天花) 등이다.

포고는 약 288~343년까지 살았으며, 부친과 남편의 영향을 받아 연단술에 관심이 있었고, 구법(灸法)에 뛰어났다. 그는 사마귀를 '월정강애(越井崗艾)'법으로 치료하였고, 효과 또한 매우 빨랐다. 후에 그의 의술을 제자 최위(崔煒)에게 전수하였다. 그는 여자 침술사로 명성을 떨쳤다. 그 당시에 여자가 한의사 되기는 쉽지 않았다.

그의 기념비는 현재 광주(廣州) 월수산(越秀山)의 우물인데, 이것이 포고정(鮑姑井)이다. 또한 도교 사원도 그의 기념비인데 이름이 월강원(越崗院)이다. 후에 이것을 삼원궁(三元宮)이라고 불렀으며, 이것이 현재까지 보존되어 그녀의 의술을 기념하였고, 진귀한 사적(史迹)이 되었다.

5 이동원의 의학 입문동기

이동원(李東垣)은 금원시대의 4대 의가 중 한 사람이다. 그는 하북(河北) 진정(眞定)에서 매우 부유한 가정에서 태어났다. 진정현(眞定縣) 수백리 안에 그의 조상이 널려 있을 정도였다.

그는 어려서부터 매우 총명하였고 책 읽기를 즐겨하였다. 특히 의학서적을 한번 들면 다 읽을 때까지는 손에서 절대 놓지 않았다. 그의 부모는 의학서적에 몰두하는 그를 보고 돈을 아끼지 않고 사방에서 의서를 구해 읽게 하였다. 이때부터 의서를 몰두하게 된 것이 후에 그의 의술에 든든한 기초가 되었다.

그의 집안은 부유하면서도 예의바른 뼈대 있는 집안이었다. 삼촌들도 책 읽기와 벗 삼는 것을 즐겼다. 그래서 죽림(竹林)에 둘려진 그의 집안에는 항상 많은 사람들이 시 읊기도 하고 시국을 담론하였다. 이동원은 이러한 환경이 그에게는 큰 도움이 된 셈이다.

이동원이 19세 되던 해 어느 날 그의 모친이 급병(急病 · 급성병)으로 고열이 나고 혼미하였다.

"어서 빨리 의원을 모셔 오거라."

여러 의원을 모셔다 치료했지만 모친의 상태는 점점 악화되었고, 결국 병명도 모른 채 세상을 떠났다.

그는 마음이 너무 상했고, 자책하였다.

"나는 왜 의리(醫理, 의술의 도리)를 알려고 의서를 읽지 않았는가? 일찍 명의를 모시고 의술을 배우지 않았을까? 내가 의술을 배웠다면 어머님이 병든 몸으로 이 세상을 떠나지 않았을 텐데…."

그는 천량이나 되는 금을 지니고 명의를 찾아 사방으로 다녔다. 마침내 그는 어떤 사람의 소개로 연조(燕趙)의 명의 장원소(張元素)를 사부로 모시게 되었다.

그는 갑부집 아들이었지만 온종일 약상자를 메고 사부를 따라 산으로 가 약재를 수집하고 약초를 분별하여 사처에 다니면서 병자를 치료하였다. 그는 맥을 잡고, 처방을 쓰며, 약을 조제하는 등 처음부터 다시 배웠다. 그의 사부 또한 그에 대한 가르침을 아끼지 않았다.

그는 원래 의학에 좋은 기초를 닦고 있었지만 임상 경험이 없었다. 그러던 중 명의의 지도를 받고 실제로 병자들의 각종 증상을 보고 치료해 보니 그의 의술은 나날이 높아졌다. 그리고 몇 년 후에는 스승인 장원소의 의술을 앞지를 정도였다.

스승인 장원소의 활동 시기는 1161년부터 1195년이었다. 그 동안 그에게 의술을 배웠다. 원소의 자(字)는 결고(潔古)이고, 일찍 진사(進士)가 되었으나 후에 조정의 법을 어겨 벌을 받아 제명되었다.

장원소는 이동원에게 의학의 이치를 알려 주었다.

"옛날 사람과 지금 사람의 체질은 조금 다르다. 또 옛날 약재와 오늘날 약재의 약성에도 약간 차이가 있기에 옛날 처방으로 지금 사람의 병을 치료하는 것은 병자의 생명을 대수롭지 않게 여기는 것이다."

"예, 명심하겠습니다."

"또한 각종 약재의 기미(氣味 · 맛), 후박(厚薄 · 농도), 약성(藥性 · 성질), 공효(功效 · 효능) 모두가 중요하다."

이동원은 노스승에게서 약재 감별 능력도 열심히 배웠다. 후에 그는 제자들에게 약초의 약재 산지, 치료, 기미후박(氣味厚薄, 맛과 농도), 보사경중(補瀉輕重, 약이 보하는지 사하는지 또는 약미가 가벼운지 무거운지), 근경분용(根莖分用, 뿌리와 줄기를 구분하여 사용하는 법), 화엽이의(花葉異宜, 꽃과 잎을 마땅히 다르게 쓰는 것) 등등을 상세히 연구하여 가르쳤다.

이동원은 의술을 다 익힌 후 그의 고향인 진정(眞定)으로 돌아갔다. 그는 집이 부유하기에 병을 치료하고 돈은 받지 않았다. 다른 의사가 치료하지 못 하는 병자가 그에게 오면 치료가 되고 완쾌되어 사람들은 그를 신의(神醫)라고 불렀다.

6 이동원의 명치료

이동원(李東垣)은 주로 비위(脾胃) 질병을 치료하였다. 상한(傷寒, 유행성 질병)과 옹저(癰疽, 종기나 창 등 외과질환)와 안과(眼科)도 그의 전문 분야이다. 비위 질병은 지금의 소화기질환이다.

당시 북경(北京)에는 왕선보(王善甫)라는 사람이 있었다. 그는 경조(京兆)에서 주관(酒官)을 맡아 보는 일을 하였다. 왕선보는 소변을 볼 수가 없고, 눈은 나와 있으며, 복부는 북처럼 부어올라 있었다. 또 무릎 이상은 뻣뻣하고 터질 것 같았다.

왕선보를 허다한 의원들이 감담삼설(甘淡滲泄, 소변이 잘 빠지는 것)의 약물로 치료하였지만 조금도 효과를 보지 못해 결국 이동원을 찾아갔다. 그는 자세히 진찰한 후 입을 열었다.

"내경에는 방광자진액지부(膀胱者津液之府)라, 즉 방광은 진액을 주관하는 곳이요. 필기화내출언(必氣化乃出焉)이라, 즉 필히 기화로 나타난다는 것으로, 예를 들면 지금 삼설(滲泄) 약제를 쓰면 병의 상황이 더욱 심해져서 기화(氣化)가 조성이 안 되는 결과가 나옵니다."

"그러면 어떻게 되나요?"

"옛 계현자(啓玄子)가 '무양자음무이생(無陽者陰無以生)이요, 무음자양무이화(無陰者陽無以化)'라고 말했습니다. 감담삼사(甘淡滲瀉) 맛이 있는 약재는 모두 양(陽)에 속한 약재요, 독양(獨陽)은 무음(無陰)이라. 그러기에 기화(氣化)가 안 되어 소변이 잘 통하지 않게 됩니다."

이동원 의원은 환자에게 음한(陰寒)에 속한 약재를 주어 복용하도록 하였다.

"이 약을 끓여 복용하시면 효과를 볼 것입니다."

과연 약을 복용하니 소변이 잘 통하고, 복부도 많이 빠지고, 무릎도 정상으로 회복되었다.

"역시 이동원 의원은 명의로다."

어느 날, 북경(北京)의 서대연(西臺掾·하급관리)인 소군서(蕭君瑞)라는 사람이 있었다. 서대연이란 서쪽 관청의 하급관리 명칭이다. 그가 춘이월(春二月)에 상한병(傷寒病)에 걸렸다. 상한병은 요즘의 감기나 유행성 질병이다. 상한병에 걸린 그가 어떤 의원을 찾아갔다. 의원은 진맥 후에 약 한 봉지를 주었다.

"이 백호탕(白虎湯) 한 첩을 복용하게나."

약을 복용하니 열은 내렸지만 얼굴은 검게 변하고, 맥은 침세맥(沈細脈)이며, 소변조차 볼 수가 없었다.

침세맥이라는 것은 맥이 약하여 깊게 눌러야 맥이 잡히는 것을 말한다. 소군서는 걱정이 되어 결국 이동원 의원에게 찾아갔다. 진맥을 한 이동원이 단번에 말하였다.

"맥을 보니 백호탕을 잘못 복용한 결과입니다."

환자는 깜짝 놀라며 말하였다.

"네! 제가 백호탕을 복용했는지 어찌 알았습니까?"

"왜냐하면 백호탕은 성미가 매우 차가운 성질인 대한(大寒)이기에 고열을 몰아내지만 장부에서 경락으로 보냈습니다. 그렇다고 다시 대열(大熱)한 약으로 백호탕의 부작용을 해독하려 한다면 몸은 큰 격동이 되어 견딜 수 없습니다."

"그러면 어떻게 치료하면 좋은가요?"

"내가 승양행경(升陽行經)하는 온약(溫藥)으로 천천히 치료해 드리겠습니다."

승양행경이라는 것은 몸을 덥게 만드는 양기(陽氣)를 경락으로 잘 돌게 하는 것이다. 환자가 그의 처방약을 복용했더니 비로소 병이 완쾌되었다.

협서(陝西) 지방의 곽거제(郭巨濟)라는 사람이 살았다. 그는 몸이 마르고 두 발가락이 발바닥으로 쪼그라들어 펼 수가 없는 상태였다. 이동원이 그에게 장침(長針)으로 혈 자리를 찔러 뼈까지 다다르니 감각이 없어질 뿐만 아니라 두 되나 되는 검은 피를 흘렸다. 이동원이 다시 그에게 침을 6~7번 찌르고 약을 복용시키니 병은 호전되었다.

배택(裴擇)이라 부르는 사람의 부인이 한열(寒熱)병에 걸려 월경을 안 하게 된 지 몇 년이 되었다. 기침을 하기 시작하면 숨이 너무 차서 여러 의원에게 보였는데 모두가 합개(蛤蚧), 계지(桂枝), 부자(附子) 등 열약(熱藥)으로 치료하였다. 그러나 호전되지 않아 이동원 의원을 모셔와 진맥을 부탁하였다. 이동원 의원은 병자를 보더니 입을 열었다.

"음기가 양기를 따라 돌기에 온제(溫劑, 더운 성질의 약)를 쓰면 치료가 되지 않고 도리어 해를 줍니다. 그러나 한량(寒涼・차가운)한 약을 쓰면 곧 호전될 것입니다."

병자는 그 약을 복용한 지 얼마 안 되어 완쾌되었다.

이동원 의원보다 조금 먼저 하남성(河南省) 일대에서 환자들의 병을 치료해 주는 장자화(張子和)란 의원이 있었다. 그는 1156년에 태어나 1228년에 72세의 나이로 세상을 떠났다. 그는 주로 땀을 내는 발한(發汗), 구토(嘔吐), 설사를 시키는 하사(下瀉) 방법으로 환자의 병을 치료하였다.

그는 질병이란 원래 사람에게 있는 것이 아니라 외부에서 들어오거나 내부에서 생기는 것이라고 하였다. 그래서 모든 사기(邪氣)를 없애 버리기에 체내에서 몰아내야 한다고 주장하였다. 소위 사거즉정안

(邪去則正安)이라 하였다. 그는 '공하파(攻下派)'를 창립하였는데, 이것은 공사하기(攻邪下氣)의 의미이다.

그러나 이동원은 질병에 대한 독특한 관점이 있었다. 그는 대지(土)는 만물의 어머니며, 자양(滋養)의 원천으로 인체에 토(土)에 해당하는 비위(脾胃)는 '생화지원(生化之源)'이라고 생각했다. 일반 의원들은 보신(補腎)을 중요시하였지만 이동원 의원은 보비(補脾)를 더 중요시하였다. 병이 발생하는 것도 '비위유상, 중기부족(脾胃有傷, 中氣不足)'이라고 강조하였다. 이것은 비장과 위장이 상하게 되면 중초의 기가 부족하게 된다는 것이다.

그러기에 그는 '감온보중, 감한사화(甘溫補中, 甘寒瀉火)'의 이론을 주장하였고, 그 이론을 비롯하여 두 가지 대표적인 처방을 만들었다. 하나는 '보중익기탕(補中益氣湯)'으로 이것은 비위(脾胃)를 보(補)하며 조절해 준다. 또 하나는 '승양순기탕(升陽順氣湯)'으로 이것은 양(陽)을 올리며, 기(氣)를 순환시키는 방제(方劑)이다.

인체의 저항력을 강화시켜 허약한 몸에 질병이 침입하지 못하게 하는 것이 중요하기에 병자에게 고한(苦寒) 약을 쓰는 것을 반대하였다. 후세 사람들은 그를 '보토파(補土派)'라고 불렀다.

이동원의 『비위론(脾胃論)』, 『내외상변혹론(內外傷辨惑論)』 등의 책에는 그의 이론에 입각하여 "위위수곡기혈지해(胃爲水穀氣血之海)"라고 설명하였다. 비위(脾胃)의 기(氣)가 상하지 않아야 원기를 자양(滋養) 할 수가 있어, 원기가 충족하게 되어 모든 병들이 발생하지 않는다고 하였다. 그리고 위토(胃土)는 근본 도리로 알아야 한다고 말했다.

이동원 의원의 사부 장원소(張元素)는 약재 분별하는 일을 즐겼다. 그리고 늘 제자인 이동원 의원에게 이렇게 말했다.

"약은 좋은 약재로만 써야만 한다."

그의 『진주낭(珍珠囊)』 책에는 각종 약재를 분별하는 법을 썼다. 그는 사부의 책에 몇 가지 약의 범례를 기술하였고, 매 종류의 약 밑에다 성미를 해석하였다. 그리고 약재를 크게 다섯 가지로 나누었다.

첫째, 풍승생(風升生), 미지박자(味之薄者), 음중지양(陰中之陽), 미박즉통(味薄則通), 산고함평(酸苦鹹平)의 약들은 방풍, 승마, 시호 등 20종류이다.

둘째, 열부장(熱浮長), 열지후자(熱之厚者), 양중지양(陽中之陽), 기후즉발열(氣厚則發熱), 신감온열(辛甘溫熱)의 약들은 흑부자(黑附子), 오두(烏頭), 건강(乾薑) 등 20종류이다.

셋째, 습화성(濕化成), 무토기평(戊土氣平) 겸하여 온량한열지기(溫涼寒熱之氣), 재인이위응지(在人以胃應之), 기토미함(己土味鹹) 겸하여 신감함고지미(辛甘鹹苦之味), 재인이비응지(在人以脾應之)가 포괄된 약은 황기, 인삼, 감초 등 21종류이다.

넷째, 조강수(燥降收), 기지박자(氣之薄者), 양중지음(陽中之陰), 기박즉발설(氣薄則發泄), 신감담평한량(辛甘淡平寒涼)의 약물들은 복령, 택사, 저령 등 21종류이다.

다섯째, 한침장(寒沉藏), 미지후자(味之厚者), 음중지음(陰中之

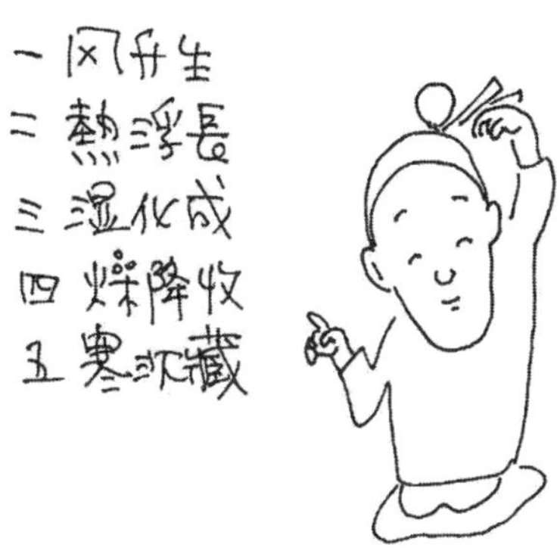

陰), 미후즉설(味厚則泄), 산고함한(酸苦鹹寒)의 약물들은 대황, 황벽(黃蘗), 황금 등 18종류의 약재이다.

그 외 이동원의 『탕액본초(湯液本草)』에 '용약(用藥)법상'에도 약재를 기미(氣味) 판별하여 이미 나온 의서(醫書)에 보충하였다.

이동원의 『온보익기(溫補益氣)』의 방제 중에는 「보중익기탕(補中益氣湯)」, 「평위산(平胃散)」, 「청서익기탕(淸暑益氣湯)」, 「승양순기탕(升陽順氣湯)」 등 유명한 방제를 만들어 지금도 많이 사용하고 있다.

또한 이동원은 「주사안신환(朱砂安神丸)」 처방을 만들기도 했다. 이 처방은 생지황, 주사, 당귀를 각각 1돈씩 넣고 감초 5푼, 황련 1돈 반을 섞어 환으로 만들었다. 이 환을 하루에 15알 혹은 20알을 복용하는데, 이것은 후세에 마음을 안정시키는 묘약이 되었다.

7 황보밀의 결심

황보밀(皇甫謐)은 자(字)는 사안(士安)이고, 어렸을 때 이름은 정(靜)이었다. 『침구갑을경(鍼灸甲乙經)』 12권을 중풍으로 고생하던 때에 저술하였으며, 이는 침구학계의 위대한 업적을 남겼다.

그는 동한(東漢) 시대의 헌제(獻帝) 건안(建安) 20년(215년)에 태어났으며, 안정군(安定郡) 조나현(朝那縣) 사람이다. 조나현은 지금의 감숙성(甘肅省) 평량현(平涼縣) 부근이다.

황보밀의 할아버지는 동한시대 명장(名將)인 황보숭(皇甫嵩)이라는 사람이었다. 황보숭은 영제(靈帝)때 황건적(黃巾賊)을 토벌하는데 전공을 세워 북지태수(北地太守)로부터 주목(州牧)으로 승급하고 또 태위(太尉)로 승급하여 나중에는 괴리후(槐里侯)로 봉직을 받아 그의 명성은 천하에 떨쳤다.

황보숭은 궁마(弓馬) 뿐만 아니라 병법(兵法)도 숙련되었고, 아울러 시서(詩書)도 아주 즐겼다. 그는 문무(文武)를 겸하여 천하의 영웅호걸들이 그와 의지하고 친근하게 지내길 원했고, 문인학자들도 그와 왕래하길 좋아했다.

황보숭은 황보 가문을 일으켰지만, 황보밀 때에 와서는 거의 몰락되어 빈민이 되었다. 그리하여 황보밀은 빈둥거리는 건달이 되었고, 책을 보기만 하면 두통이 생기고 온전한 직업도 없었다.

그는 부모가 일찍 사망해서 숙모 집에서 자랐다. 숙모의 몇 차례의 훈계를 들었지만 별로 귀담아 듣지 않아 숙모도 내버려 두었다. 황보밀은 자연히 나쁜 아이들과 놀게 되었고 거리의 불량아로 전락되었다.

남의 집안에 있는 연못에서 고기를 몰래 낚시하기도 하고, 남의 밭에서 감자를 서리하기도 했다. 하물며 익지도 않은 사과를 따서 버리기도 하였다.

숙모는 그에게 타일렀다.

"네가 적지도 않은 나이인데 공부도 않고 밭에 나가 일도 하지 않으니 너의 장래가 걱정 되지도 않느냐?"

"…."

"너와 같이 사는 것도 이제는 지쳤다. 앞으로 3~4년만 같이 살 것이다!"

"…."

"그러면, 3~4년 후에 너는 누구를 의지하고 살겠느냐?"

그런 소리를 해도 귀담아 듣지 않았다.

그러던 어느 날, 동네 아이가 씨름을 하자고 하였다. 황보밀은 마음속으로 두려워 머뭇거리고 있었다. 그러자 그 아이가 황보밀에게 큰 소리로 외쳤다.

"너의 할아버지는 대장군(大將軍)이었는데 너는 어찌 그 모양이냐? 용감한 너의 할아버지와 딴판이구나. 너는 완전 계집아이 같구나!"

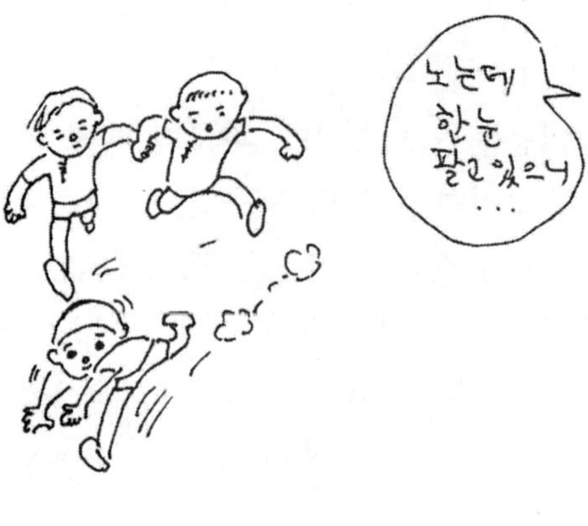

황보밀은 그 말에 화가 나 덤벼 보았지만 지고 말았다. 한동안 일어나지 못하자 구경꾼들은 크게 웃었다. 황보밀은 집으로 돌아가 3일 동안 침대에서 신음소리를 내며 울었다. 그때 숙모가 침대 곁에서 눈물을 흘리며 상처를 치료해 주었다.

그 때, 황보밀은 생각하였다.

'그래, 내가 부모가 없으니 이렇게 모욕을 받는구나.'

분에 이기지 못한 황보밀은 통곡을 하며 울었다.

그때부터 그는 각성을 하고 새로운 각오를 가지게 되었다.

"그래, 사람이 세상을 살아가자면 반드시 생존 조건이 있어야 하고, 이런 조건을 얻기 위해서는 반드시 학습과 재능이 있어야만 해."

그는 분발하여 새로운 결심을 내리게 되었다. 황보밀은 그때부터 책과 더불어 살며 밭에 나가 일도 하였다. 황보밀의 태도에 숙모는 기쁠 뿐만 아니라 온 마을 사람들도 놀랐다.

그는 마침내 열심히 공부하여 나중에는 훌륭한 의사가 되었다.

8 전을의 한의학 입문

옛 고대의 의사는 대부분 내과, 외과, 부인과, 침구과, 추나과 등의 의사였고, 소아과는 매우 극소수였다. 영아(嬰兒)는 저항력이 약하여 병에 걸리기 쉬워 요절하기가 쉽다. 그런 소아과를 특별히 연구하는 의사가 있었는데, 그는 「소아과 성수(聖手)」라고 칭하는 북송(北宋) 시대의 전을(錢乙)이었다.

전을의 자(字)는 중양(仲陽)이고, 북송시대 인종(仁宗) 명도원년(明道元年) 1032년에 동평군(東平郡)에서 출생하였다. 동평군은 지금의 산동성(山東省) 운성현(鄆城縣)이다.

전을의 가문은 오대십국(五代十國) 오월왕(吳越王) 때 전유(錢鏐)의 후예이다. 북송 태종(太宗) 태평흥국(太平興國) 3년에 오월왕 전숙(錢俶)이 그에게 땅을 하사하여 절강(浙江)에서 산동으로 옮겨왔다.

전을의 부친 전영(錢穎)은 북송 진종(眞宗) 때의 유명한 의원이었으며, 동평(東平) 일대에서 많은 사람에게 칭송을 받았다. 그러나 그는 술을 좋아하고 산수를 유람하는 것을 좋아하였다.

송 인종(仁宗) 경우원년(景佑元年) 1034년 어느 날 전영 부인이 남편에게 말하였다.

"여보! 술은 이제 그만 마시고 병자 치료에만 힘쓰도록 하세요."

그러자, 전영은 크게 화를 내며 집을 떠나버렸다. 그는 몇 달이 지나도 집에 돌아오지 않았다. 어느 날 어떤 사람이 말하였다.

"제가 바닷가에서 전영 선생님을 봤습니다."

"저는 산에서 뵈었습니다."

부인은 갖은 소식을 들을 때마다 애가 탔고 급기야 병이 들어 세상을 떴고, 3살 먹은 전을(錢乙)은 졸지에 부모를 잃은 고아가 되었다.

이미 출가한 전영의 여동생이 있었는데, 남편의 성은 여(呂) 씨며, 자식이 없어 전을을 데려다 친자식처럼 보살펴 주었다.

"전을을 볼 때마다 애처롭군요!"

전을의 고모는 어려서부터 전을의 아버지인 오빠를 따라다니며 의술을 연구하였고, 그의 남편 역시 의사이기에 풍부한 의학지식이 있었다. 그래서 전을은 어려서부터 많은 의학의 도리와 의술을 배웠다.

전을은 맥을 잡는 방법을 수없이 익히고 침구(鍼灸)와 약재로 변증하여 사용하는 방법도 익혔다. 그리고 전을은 내과인 상한과(傷寒科), 성인잡병과인 대방맥과(大方脈科), 소아과인 소방맥과(小方脈科), 각대소방맥과(卻對小方脈科)에 관심이 있었다.

전을은 특히 소아과인 소방맥과(小方脈科)에 특별한 관심을 가졌다. 그 이유는 어려서부터 천연두에 대한 이야기를 많이 들었기 때문이다. 이 천연두는 바이러스로 인해 강렬한 전염성을 가지고 있고, 각

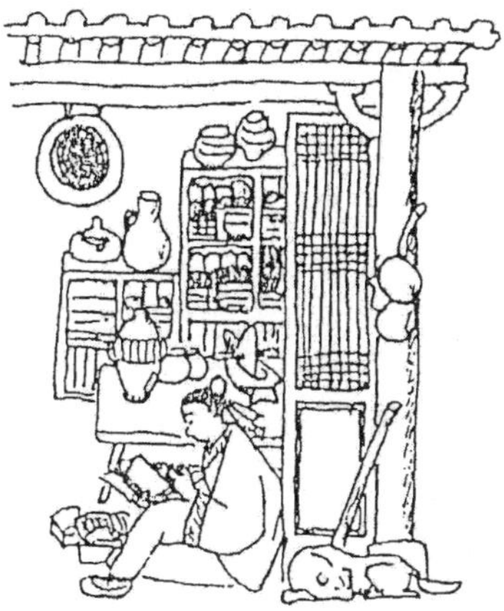

처에 유행하여 당시 사망률이 25%였다. 사망률이 높을 때는 40%가 되기도 했으며, 특히 어린 아이들이 많이 감염되어 죽었다.

가령 살아난다 해도 얼굴에 흉터가 남아 곰보로 일생을 살아야만 하였다. 그래서 어린 아이가 천연두에 걸려 살아나면 절반은 성공한 것이지만 완전하게 살았다는 증거는 곰보가 되어야 할 정도였다. 그래서 천연두가 인간의 생명과 건강에 매우 큰 위협을 주었다.

홍역이 대중의 건강에 큰 해를 끼치므로 옛날 의원들은 홍역을 예방하는 방법을 연구하였다.

북송(北宋) 초에는 의원들이 '이독공독(以毒攻毒)'의 치료방법을 알아냈다. 이것은 바로 '독으로 독을 치료한다'는 일종의 면역법으로 천연두에 걸리기 전에 병원균을 접종하여 저항력이 생기게 함으로써 평생 그 병에 걸리지 않게 하였으며, 그 병을 앓아도 비교적 가볍게 걸려 생명에는 지장이 없게 하였다.

전을은 어려서부터 재상(宰相) 왕단(王旦)의 아들인 왕소(王素)가 홍역(천연두)을 예방한 이야기를 들어왔다. 왕단은 송나라 진종(眞宗, 998~1022년) 때의 재상이었다. 그는 몇 명의 딸을 낳았지만 모두 천연두로 요절하고 말았다. 왕단(王旦)은 만년(晩年)에 아들을 낳았는데 이름이 왕소이다. 그는 귀한 아들이 홍역에 걸릴까봐 두려웠다.

"여봐라, 명의들을 불러라."

그는 많은 명의들을 청하여 홍역을 치료하는 방법을 물었다. 하루는 어떤 사람이 말하였다.

"사천(四川)의 아미산(峩嵋山)에 명의가 있는데, 그가 홍역을 예방하는 데 능하며 백무일실(百無一失)하였습니다."

백무일실은 한 번도 실수를 안 하였다는 말이다. 승상(丞相) 왕단은 즉시 사람을 아미산으로 보내어 명의를 청하였다. 한 달 후에 명의가 도착하여 왕소를 자세히 진찰하였다.

명의는 아이의 머리를 만지면서 말하였다.

"이튿날 접종을 할 것입니다. 그러면 딱 일 주일 후에 온몸에 열이 나고, 12일이 지나면 딱지가 날 것입니다. 이때 딱지를 손으로 긁지 못하게 하면 평생 홍역 걱정은 안 해도 될 것입니다."

왕소는 그 후 다시는 홍역에 감염되지 않았고 건강하게 자랐다. 이 이야기는 의술을 배우는 전을에게 큰 계기가 되었다. 그로 하여금 소아과 방면에 연구를 하게 하고, 천하에 수많은 어린 생명의 건강을 위해 노력하려는 결심을 하게 하였다.

그는 고모와 고모부를 따라 의학 연구를 하여 20살 때에는 혼자서 병을 치료할 수 있게 되었다. 그는 치료 기술이 점차 좋아져 사람들은 그를 '작은 의사(小大夫)'라고 불렀고, 고모부를 '여의사(呂大夫)'라고 불렀다.

9 편작의 의학입문

대략 주(周)나라의 위열왕(威烈王) 19년(B.C 407년) 때 제국(齊國) 발해군막주(勃海郡鄚州) 약왕장(葯王庄)에서 진월인(秦越人)이 탄생하였다. 그곳은 지금의 하북(河北) 임구현(任丘縣) 막주진(鄚州鎭)이다.

막주는 풍경이 아름답고 풍성하게 번성된 지방이었다. 그 당시는 제후(諸侯)들이 격렬한 전쟁을 하고 귀족들은 몰락하였다. 그래서 각 제후들은 자기의 세력을 만들기 위해 인재 사귀는 것을 좋아하였다.

귀족들은 자기의 세력을 넓히려고 부단히 노력하여 정치 외교의 선비를 끌어들이려 하였고, 이런 선비들과 일세(一世)를 풍미하였다. 여기에는 귀족의 자제도 있었다. 이런 선비들이 2천여 명이나 되어 막주(鄚州)에는 전문 인재학사 여관도 있었다. 이 여관에 진월인이란 출신이 낮은 젊은 관리인이 있었다.

진월인은 매일 각계각층의 선비들을 접촉하게 되었고, 선비들 모두가 육예(六藝)의 교육을 받은 사람들이었다. 육예는 여섯 가지 문예로서 예(禮), 낙(樂), 사(射), 어(御), 서(書), 수(數)의 교육이다. 그들은 학문과 담력, 식견, 책략을 겸비한 사람들이기에 자신의 예기(銳氣)와 재주를 과시하는 것을 바랬고, 또 야심이 가득 차 있었기에 공명을 얻기를 바랬다.

의도(醫道)가 깊은 노인 장상군(長桑君)은 여관 관리인인 진월인이 매우 성실하여 그를 주의 깊게 보았다. 그리고 의학에 관심이 있던 진월인에게는 장상군이 매우 위대해 보였다.

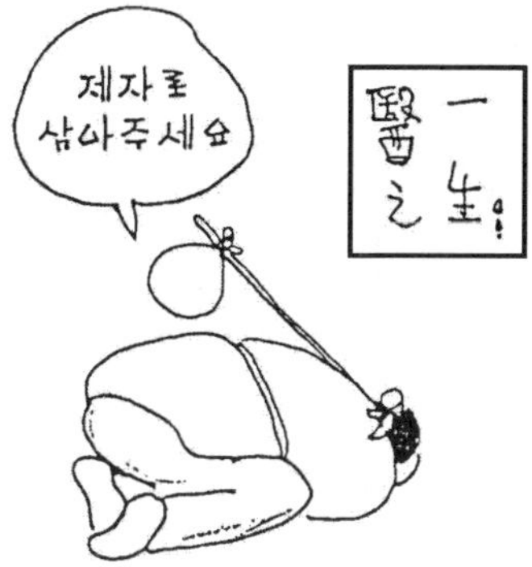

어느 날 장상군이 그에게 말하였다.

"너는 젊고 성실하여 학문을 배우고자 하면 너를 제자로 받아들이겠다."

진월인은 그 소리를 듣고 너무 고마워 절을 하였다.

그 후, 진월인은 장상군 옆에서 시중을 들며 많은 의서를 공부하였다. 장상군이 몇십 년을 두고 쌓은 경험방과 귀하게 여겼던 서적을 공부하게 되었다. 십년이 흘러 진월인이 풍부한 의학지식을 갖추자 장상군은 흡족해 하였다. 장상군은 진월인에게 모든 기술을 전수하였다.

어느 날 장상군이 진월인을 자신의 방으로 불렀다.

"너의 마음을 비워라. 잡념을 없게 하며, 학문에 전념하거라. 지금부터 나의 제세활인(濟世活人)의 비방을 너에게 전수해 주겠다."

이렇게 말하며, 그는 품속에서 약을 꺼내 진월인에게 건네 주었다.

"땅에 떨어지지 않은 이슬로 이 약을 30일 동안 복용하고 나면 인체를 꿰뚫어 볼 수 있을 것이다."

그리고 장상군은 비전(秘傳)인 방서(方書)를 진월인에게 주었다. 진월인은 두 손으로 방서를 받고 배례를 하고 보니 장상군은 자리에 없었다. 진월인은 너무나 기뻤다.

진월인은 장상군의 약을 30일 동안을 복용한 다음부터 인체를 꿰뚫어 볼 수 있었다. 복용한 약은 영단묘약(靈丹妙藥)으로 복용 후 통우신명(通于神明)을 하게 되었다.

그는 오장육부의 각종 질병을 볼 수 있게 되어 병을 온전히 치료할 수 있었으며, 그 후 많은 사람을 치료하였다. 그가 바로 제세활인(濟世活人)의 진월인이었다. 이 이야기는 『사기(史記)』, 『편작, 창공열전(扁鵲倉公列傳)』에 기재되어 있다.

10 외과한의사 진실공

한의(漢醫)에도 외과(外科)가 발달되었다. 옛날 봉건사회에서는 외과 한의사의 사회적 지위가 낮았다. 그들을 '외과의(外科醫)'라고 불렀고, 외과 기술을 우습게 보아 '소기(小技·작은 기술)'라고 생각하였다. 이렇게 된 원인은 외과에 대한 기초 이론의 연구가 약했기 때문이다.

그러나 명(明)나라에 와서 외과에 대한 새로운 단계에 진입하였는데, 그것은 외과에 고명한 의원이 나타났기 때문이다. 그가 바로 진실공(陳實功) 의원이었다. 그는 성망 높은 의원이었다.

진실공은 자(字)가 육인(毓仁)이고, 호(號)는 약허(若虛)이며, 동해통주(東海通州) 사람이다. 동해통주는 지금의 강소성(江蘇省) 남통시(南通市)이다. 그는 명세종(明世宗) 가정(嘉靖) 34년(1555년)에 태어나 사종(思宗) 9년(1636년)에 81세로 세상을 떠났다.

그는 어려서부터 몸이 허약하고 평소에 병을 달고 살았다. 그러기에 소년시절에 의학공부를 하겠다고 다짐하였다.

'나는 왜 이리 몸이 약하고 병이 잘 드는지….'

그는 의학공부를 하여 사람들을 치료하다가 62세에 이르러 『외과정종(外科正宗)』이란 그의 명작을 완성하게 되었다. 이것은 한의학에 귀한 공헌을 하였다.

진실공은 많은 책을 읽었고, 당시 문학가인 이반룡(李攀龍)을 공경하고 그를 따랐다. 특히 이반용의 의학에 대한 논술을 추앙(推仰)하였다.

醫之別內外也　　　　의지별내외야
治外較難于治內　　　치외교난우치내
何者?　　　　　　　하자?
內之症或不及其外　　내지증혹불급기외
外之症則必根于其內也　외지증칙필근우기내야

이 문구의 의미는 "외부의 병을 치료하는 것은 내부의 병을 치료하는 것보다 힘들다"라는 뜻이다. 이유는 내부 방면의 병증은 외부를 치료하는 것과 똑같지 않으며, 외부 병은 필히 내부 병을 치료해야 한다는 것이다.

진실공은 이반용의 이런 관점을 이어받아 "치외필본제내(治外必本諸內)"를 주장하였다. 이것은 외부의 병을 치료할 때는 필해 여러 내부의 근본을 치료해야 한다는 것이다. 이어서 외과의사는 치료의 의술을 장악하는 동시에 반드시 내과 지식을 장악해야 한다고 강조하였다.

치료할 때는 병의 상황을 파악하여 어떤 것은 먼저 내부의 병을 치료한 다음에 다시 외부의 병을 치료해야 하며, 어떤 것은 내·외 치료

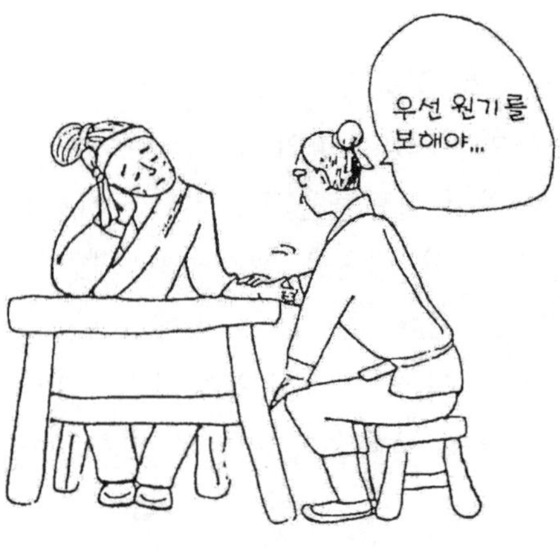

를 동시에 같이 해야 좋은 효과를 얻을 수 있다고 하였다.

한 예로, 어느 날 성병(性病) 환자의 몸에 농종(膿腫)이 2~3군데 생기고 통증이 있어 견디기가 어려운 환자가 찾아왔다. 환자는 진실공 의원을 청하여 치료를 받았다. 진실공은 천천히 진단을 하였다.

"농을 뽑아 내고 독기를 없애야 합니다. 그렇게 하려면 수술을 해야 합니다."

"아닙니다. 나중에 연락을 드리죠."

당시 유명한 외과 의사들은 내복약으로 외과 병을 치료하고, 수술하는 것을 반대하였다.

"몸에다 어떻게 칼을 대나요. 부모님이 주신 몸인데. 그리고 칼을 대면 피가 많이 날 텐데…."

그 환자 또한 수술하는 것이 두려워 진실공의 말을 듣지 않고 혼자서 해독하는 한약만 복용하였다. 결과로 농은 소실되지 않았고 오히려 원기(元氣)를 상하게 하였다. 피부는 검붉은 색으로 변하고, 내부에는 고름이 있으며, 늑골에 통증이 있고 걷기도 힘들었다.

다시 진실공 의원을 청하여 몸의 상태를 진단받았다.

진실공은 진단 후, 환자의 몸이 아주 허약한 탓으로 외적으로 치료해야 했지만 우선 원기를 보충한 다음 비로소 종창(腫脹)을 치료해야 하였다.

"몸이 더 나빠졌습니다. 제 말을 듣지 않아서 그렇습니다."

"제가 전에 먹던 약을 복용하였습니다."

"그러시면 어떡합니까? 제 말을 들으셔야지요."

그러나 환자는 진실공의 진단과 치료를 믿지 않고 전에 복용하였던 패독소풍약(敗毒消風藥)을 계속 복용하였다. 그러자 신체는 점점 허약해지고 음식도 먹지 못하고 늑골이 계속 아파 잠을 잘 수가 없었다. 그래서 다시 진실공 의원을 세 번째로 청하였다.

"몸이 아파서 잘 수도 없습니다."

"아무 말 마시고 제가 하자는 대로 하십시오."

그때 진실공은 우선 원기를 돕는 약과 안신(安神, 정신을 안정시키는) 약과 잠을 잘 수 있는 약을 복용시키고, 그런 다음에 독을 빼는 약을 복용시켰다.

"약을 복용할 때 금기할 음식은 무엇입니까?"

"아무 음식이나 열심히 잡숫고 원기를 회복시키세요."

"전번에 약을 복용할 때는 닭고기, 오리고기, 쇠고기, 생선을 먹지 말라고 당부하던데요."

"금기 음식은 신경 쓰지 말고 열심히 한약을 복용하세요."

그리고 그는 반년 만에 병이 나았다.

질병을 치료하는 과정 중에 진실공 의원은 환자의 음식 영양을 강조하고 금기 음식은 없었다. 그러나 적지 않은 의학가들은 종창을 치료하면서 닭고기, 오리고기, 쇠고기, 생선을 먹지 못하게 하였다. 진실공은 이런 금기 음식은 환자의 영양을 섭취하는데 방해가 되며, 외과 상처에 저항력을 떨어뜨리고, 종창 회복 능력을 감소시킨다고 하였다. 이런 것은 매우 과학적이었다.

11 도홍경의 신농본초경

갈홍(葛洪) 후 1세기가 지나고 나서 한의학계의 의술과 본초(本草)에 대한 인재가 나타났다. 그가 바로 도홍경(陶弘景)이다. 그는 갈홍의 『주후비급방(肘后備急方)』을 수정 보충하고 『신농본초경(神農本草經)』을 기초로 하여 『본초경집주(本草經集注)』를 저술하였다. 536년에 저술한 『본초경집주』에는 약초가 모두 365가지 망라되어 있는데, 약초의 종류를 풀, 나무, 과일과 채소, 돌 종류 등으로 분류하였다.

『주후비급방(肘后備急方)』은 갈홍이 쓴 한의학 저서이다. '주후(肘后)'는 팔꿈치 뒤라는 뜻이고, '비급방(備急方)'은 급할 때 준비하는 처방이란 뜻으로, 옛날 의복에는 팔꿈치에 조그만 책자를 넣고 다닐 수가 있었다. 갈홍은 급할 때 쓰는 처방책을 팔꿈치에 두고 다녀 책으로 만들 때 이름을 『주후비급방(肘后備急方)』이라고 지었다.

도홍경의 『본초경집주』는 본초학의 매우 큰 발전과 공헌을 하였다. 『신농본초경』은 세계 최초의 약전(藥典)으로 식물 252종, 동물 67종, 광물 46종, 모두 365종으로 1세기의 본초에 관한 서적이다. 『신농본초경』을 기초로 정리하여 만든 것이 『본초경집주』이다.

도홍경의 자(字)는 통명(通明)이고, 단양말능(丹陽秣陵) 사람이다. 단양말능은 지금의 강소성 남경(南京)시 동남쪽 교외이다. 그는 송나라 효무제(孝武帝) 효건(孝建) 3년(A.D. 456년)에서 양나라 무제(武帝) 대동(大同) 2년(A.D. 536년)까지 향년 80세를 누린 한의사였다.

그는 10세 때 갈홍의 『신선전(神仙傳)』을 읽고 많은 감흥을 받아 도교의 신도가 되었다. 청소년 시절에는 허다한 책을 읽었고, 서예도 좋아하며, 더욱이 약초 채집과 연단(煉丹)을 하는 것을 좋아하였다.

그가 읽은 책이 만권 이상에 달하였다고 한다. 그는 젊었을 때는 왕의 시독관(侍讀官)으로 있었다. 시독관이란 왕에게 글이나 책을 가르치며 읽어 주는 관리를 말한다.

479년 남제(南齊)가 송나라에게 망한 후, 그는 관직을 버리고 구용(句容)의 모산(茅山)에 은거하여 수도를 하였다. 그리고 자기의 호(號)를 화양은거(華陽隱居)로 하였다. 구용은 지금의 강소성 구용현이다.

"도홍경 의원은 황제께서 관직을 준비했으니 궁중으로 가시지요?"

"아닐세, 나는 이곳이 좋아. 산수를 바라보며 백성들을 치료하며 살겠네."

"의원님! 남들은 관직을 얻고자 애쓰고 출세를 원하는데, 어찌하여 관직을 마다하십니까?"

"나는 부귀영화도 싫고 오직 치료받고자 하는 사람에게 필요한 참다운 의술인이 되고 싶네!"

양무제(梁武帝)가 502년에 사람을 모산으로 보내어 그를 청빙하였지만, 그는 산에서 나오지를 않아 사람들은 그를 산중재상(山中宰相)이라고 하였다.

"도홍경 의원이야 말로 산 속에 있는 재상(宰相)이야."

"맞아! 도홍경 의원이야말로 우리에게는 진짜 필요한 어르신이지."

도홍경은 이해하기가 어려운 문장이나 일을 만나게 되면 끝내 그것을 알아내고야 마는 성격이었다.

어느 날, 그는 시경(詩經) 중 『소아, 소완(小雅, 小宛)』을 읽는 중에 이해가 가지 않는 시구(詩句)가 나왔다.

"명령유자(螟蛉有子), 과라부지(蜾蠃負之)"

이 의미는 나나니벌은 뽕나무나방 애벌레를 수양아들 삼는다는 뜻이다. 과라는 나나니벌이고, 명령(螟蛉)은 뽕나무나방 애벌레이다.

바로 이 시구를 읽고 있을 때 도홍경은 의문이 생겼다.

"어떻게 기생하는 나나니벌이 뽕나무나방의 애벌레를 수양아들로 할 수 있는가?"

"그래, 이것에 대한 설명이 다른 책자에 있을 거야."

그는 적지 않은 책을 보았지만 다른 책에도 이것에 대한 설명은 없었다.

"그럼, 왜 시경에 이런 시구를 적었을까?"

"그래, 한번 나나니벌을 찾아보자."

도홍경은 시경(詩經)에 나온 시구의 내용을 알아보기 위해 한 나나니벌 둥지를 찾았다. 대나무 조각을 주어다가 나나니벌 둥지를 헤쳐보았더니 둥지에는 정말로 나나니벌이 물어온 뽕나무나방의 애벌레가 있었다. 또 다른 작은 벌레가 많이 있었다.

"이 작은 벌레들은 무엇인가?"

그는 오랫동안 관찰해 봤지만 작은 벌레들의 정체를 알 수가 없었다. 하루가 지나서 도홍경은 또다시 그 나나니벌 둥지를 찾아갔다.

그때 작은 벌레들이 뽕나무나방의 애벌레를 물어 애벌레의 몸이 절반 밖에 남지 않아 있었다.

"뽕나무나방 애벌레의 몸이 왜 잘라져 나갔지?"

또 하루가 지나니 둥지 안에 있던 뽕나무나방의 애벌레들이 모두 먹히고 없었다. 작은 벌레들은 이미 번데기로 변해 있었다. 또 이틀 지나자 그 번데기가 나나니벌로 변해서 날아다니고 있었다.

"그래, 바로 이거야!"

도홍경은 이제야 크게 놀랐다. 작은 벌레들은 나나니벌이 되기 위하여 나방의 애벌레를 먹고 성장했던 것이다. 나나니벌은 침을 사용해 나방의 애벌레를 죽인 후 둥지 안으로 가져와 나나니벌의 애충에게 먹여 애충이 나나니벌로 변하는 것이었다.

이것이 바로 시경에서 나오는 시구였다. 옛날 사람들은 이 비밀을 발견하지 못했지만 도홍경이 세밀하게 사물을 탐구하고 관찰해 비밀을 알게 된 것이다.

도홍경은 이런 약물 방면에 큰 성과로 『신농본초경』을 수정하였다. 『신농본초경』은 진한(秦漢) 시대 사람이 '신농(神農)'의 명성을 받들어 제명한 약물학 저서이다. 남북 송(宋)나라 때 와서 이 책은 소실되어 4권만 남아 있었다. 그래서 장중경(張仲景)과 화타(華陀)가 본인들의 기억을 더듬어 썼고, 또 화타의 제자 오보(吳普)와 여러 사람이 의전을 정리하였지만 적지 않은 결점과 착오가 있었다.

원서(原書)에 약물의 성미(性味), 공용(功用), 주치(主治)에 대하여 비교적 상세히 적어 갔다. 분류에는 약의 독성 유무, 그리고 강약에 따라 세 종류로 나누어, 독성이 없고 신체를 강하게 하며 보양(補養) 작용하는 것을 상품(上品) 즉, '군(君)'이라고 하였고, 독성은 조금 있고 병을 치료하며 보양 작용하는 것을 중품(中品) 즉, '신(臣)'이라 하였으며, 독성이 극렬하며 병을 치료하는 것을 하품(下品) 즉, '좌신(佐臣)'이라 하였다.

오보가 정리한 『신농본초경』의 결말이 대체적으로 몇 가지 종류의 약물 설명법이 같지 않았다. 3가지 상·중·하품이 혼합하여 있고, 병증을 치료하는 약이 몇 개 잘못되었다.

도홍경은 『신농본초경』의 만들어진 배경을 알고 있었다. 만약 의사들이 이러한 혼란과 착오가 있는 책을 계속 사용한다면 약물을 찾는데 불편할 뿐만 아니라 개업한 한의원에서 인명에 위험을 줄 수 있다는 것을 깨달았다. 그래서 그는 한의학 기초를 바탕으로 연구하여 수

정과 확인 작업을 하였다.

다년간 연구 결과 도홍경은 『신농본초경』에 기재된 약물이 365종이고, 이러한 약물을 기초로 하여 역대 명의가 사용하는 약초 365가지를 추가하였다. 추가한 부분은 「명의별록(名醫別錄)」이라 이름붙였다. 이후 『신농본초경』과 「명의별록」을 합쳐서 약물 730종을 기재하여 7권으로 나누었는데, 이것을 『본초경집주(本草經集註)』라 칭하였다. 원래의 약을 기재한 것은 붉은색으로 썼고, 새로 증가한 약들은 검정색으로 썼다.

도홍경의 약물 분류 방법은 대단히 과학적으로 만들어졌다. 여기에는 상・중・하 3품으로 분류하지 않고 광물질(玉石), 초목(草木), 벌레(蟲), 동물(獸), 과일(果), 나물(菜), 열매(米實) 등으로 구분하였다. 이렇게 만든 약물들은 어디에 속하는지 한눈에 알 수 있게 하였다. 그는 또 약의 종류에 따라 형상, 성능, 작용, 주로 치료되는 주치의 병증에 대하여 기재하였고, 약의 산지, 채집 시간과 만드는 방법을 소개하였다.

『본초경집주』 중 도홍경은 모든 병에 통용되는 약의 분류표를 80가지 질병의 통용 약물로 구분하였고, 약은 병의 종류에 따라 분류하였다. 어떠한 병은 치료하는 데에 무슨 약물을 쓰는지도 명확하게 기재하였다.

예로서, 어떤 사람이 황달병에 걸렸는데 이전 병에서 사용하는 약을 찾으면 인진(茵蔯), 치자(梔子), 자초(紫草), 백선피(白鮮皮) 등이 있다고 기재되어, 임상시 약 처방을 하는 데 편리할 뿐만 아니라 약물 주치 작용을 분류의 선례로 만들었다.

이것은 한의학의 대단한 발전을 가져왔고, 이것이 남북조(南北朝)에서 현대까지 내려왔다. 도홍경이 진보된 약리학설을 발전시켰고, 그는 약물의 다섯 가지 맛(五味)보다 한열(寒熱)을 중시하였다. 사실상

열병(熱病)에는 차가운 약을 써야 유효하고, 한병(寒病)에는 뜨거운 약을 써야 하기에 오미(五味)보다 더 중시하였다.

『본초경집주』는 남북조(南北朝) 시대에 완전히 정리된 약초 서적으로 그가 수집하여 쓴 『신농본초경』보다 한층 더 나았다. 도홍경은 먼저 약물 자연 속성과 주치(主治) 작용을 분류하는 방법을 만들어 냈고, 그 후 한의학의 약물 기초 분류방법은 줄곧 천여 년을 이어왔다.

당(唐)나라의 관수(官修)가 만든 『신수본초(新修本草)』는 『본초경집주』를 기초로 하여 보충하고 교정하였던 것이다. 이것을 통해 명(明)나라 때 이시진(李時珍)이 『본초강목(本草綱目)』이란 위대한 약초 책을 만들게 된 동기가 되었다.

12 장중경의 치료

어느 날 변을 보지 못 하는 환자가 장중경에게 치료를 부탁하러 찾아왔다. 그는 몸이 매우 허약하였다. 장중경 의원이 맥을 보았다.

"허어, 양명병(陽明病)이군!"

양명병(陽明病)이란 장중경 의원이 외감사기(外感邪氣)로 오는 병리 변화를 여섯 가지 단계로 변증(辨證)한 방법이다. 병의 진행상황을 판단하는 것이다. 급성 열병과 유행성 질환이 인체에 들어오는 상태를 말하는데, 여섯 가지의 사기(邪氣)가 인체의 어느 부위에 표리(表裏)되어 있는가를 보는 것이다.

여섯 가지는 태양병(太陽病), 양명병(陽明病), 소양병(少陽病), 태음병(太陰病), 소음병(少陰病), 궐음병(厥陰病)으로 나눈다.

이 환자가 바로 병의 진행이 양명병으로 되어 있었다. 고열로 인한 변비 증상이었다. 보통 이런 변비 환자는 열을 내려주고 변을 나가게 하는 사화약(瀉火藥)을 사용해서 치료하는데, 장중경 의원은 환자를 자세히 관찰하고 진단하였다.

"이 환자는 사화약을 쓰면 몸이 견디지 못 하겠구만!"

그런데 만약 사화약을 사용하지 않으면 대변이 나가지 않아 열사(熱邪)가 몸 밖으로 내보지 못하므로 병을 치료할 수 없다.

"의원님, 왜 그러시죠?"

옆의 제자가 장중경 의원에게 물었다.

"이 환자는 사화약을 쓰면 좋은데 몸이 허약해서 약을 이기지 못해. 그렇다고 사화약을 쓰지 않으면 대변이 통하지 않아 사기를 없애지 못하니 치료가 안 되는 일종의 상허하실(上虛下實)의 병이라네."

"상허하실이라니요?"

"몸의 윗부분은 허약하고 아랫부분은 사기(邪氣)로 실증이라는 뜻이네."

"그럼 어떻게 치료하시게요?"

"글쎄다. 한약으로는 치료가 안 되겠지."

장중경은 심중히 치료방법을 생각해냈다.

"그래, 이 방법이야. 꿀을 준비해서 끓이게."

"예?"

꿀을 끓여서 식힌 후 딱딱하고 길게 만들었다. 뜨거운 꿀이 식으니 단단해져 만들기는 쉬웠다. 그리고 그것을 환자의 항문에 집어넣었다. 굳은 꿀이 환자의 직장과 대장 부분에서 녹으면서 장도(腸道)를 윤활히 하여 대변이 풀어지면서 변이 나가 열사(熱邪)가 배출되었다.

병의 상태는 즉시 좋아졌다. 이것이 의학상 최초의 좌약이었다. 이러한 원리와 방법이 지금까지 내려와 임상에서 사용하고 있다.

어느 날, 한 여인이 한동안 어린 아이같이 울다가 웃다가를 계속 반복하였다. 식구들은 그 여인을 무당에게 데려갔고 무당이 말하였다.

"귀신이 씌었어."

"예?"

"굿을 해야 하네. 그래야 귀신을 쫓아낼 수 있어."

가족들은 형편이 어려웠지만 돈을 마련하여 굿을 하였다. 그러나 병의 상태는 그대로였다.

"아니 굿하면 귀신이 나간다더니 왜 똑같아요?"

가족들은 무당에게 따졌다.

"정성이 모자라서 그래, 더 크게 굿을 해야 하네."

더 크게 굿을 해야 한다는 말에 실망하였다. 돈도 없을 뿐만 아니라

더 이상 무당의 말을 신뢰할 수 없었다.

소개로 장중경 의원을 모셔와 진맥을 받았다. 장중경 의원은 환자를 관형찰색(觀形察色)하며 진단을 하였다.

"이것은 귀신이 씌어서가 아니라네."

"예? 무당은 그렇게 말하던데요."

"아닐세. 이것은 열혈입실(熱血入室)이라네."

"열혈입실이라니요?"

"이 병을 치료하려면 내 말대로 하게나. 무당에게 다시는 가지 말고…."

"치료만 된다면요."

"오늘부터 내가 침을 놓겠네."

그는 신문(神門) 혈에 침을 놓았다. 청심개규법(淸心開竅法)으로 심규(心竅)에 뭉쳐진 열혈(熱血)을 풀었더니 환자의 왼쪽 손의 촌(寸) 부위의 삭맥(數脈)이 정상으로 돌아왔다. 환자는 며칠 더 치료하자 정상이 되었다.

"세상이 어지러우니 무당들이 환자들의 마음을 혼란스럽게 하는구나."

하루는 장중경이가 길을 걸어가고 있는데 땅바닥에 한 부녀자가 별안간 쓰러지고, 숨을 힘겹게 쉬면서 가슴을 아파하고 있었다. 주위에는 사람들이 몰려 있었고, 그 옆에는 어린아이가 울고 있었다. 장중경 의원은 사람들을 제치고 몸이 건장한 젊은 사람을 불렀다.

"여보게, 이쪽으로 오게나."

"저요?"

"그래, 그 옆에 있는 자네도."

젊은 두 사람에게 여자를 들어 상판(床板)에 누이게 하고, 젊은 두 사람 중 한 사람은 여자의 머리 위에 앉게 하고, 다른 한 사람은 다리

부분을 손으로 천천히 주무르게 하였다. 장중경 의원은 가슴의 전중(膻中) 혈과 구미(鳩尾) 혈 사이에 손을 대고 강하게 압박을 가한 다음 호흡을 크게 쉬게 하고 다시 압박을 하였다. 조금 있으니 여자가 호흡을 조금씩 하더니 정신을 차렸다.

"이제 좀 살 것 같아요?"

부녀자가 천천히 대답하였다.

"고맙습니다, 고맙습니다! 제 목숨을 살려 주셔서…."

"그래, 조금만 늦었어도 큰일 날 뻔했네!"

이것이 현대에서 광범위하게 사용하는 C.P.R.(심폐소생술)의 인공 호흡법인 것이다.

『남양 인물지(南陽人物志)』에 장중경(張仲景)은 영제(靈帝) 때(168~188년) 효염(孝廉)으로 천거하여 건안(建安) 때(196~219년) 장사태수(長沙太守)를 지냈다.

1982년 남양(南陽)의 의성사(醫聖祠)를 수리하는 도중에 진(晋)나라 때의 석비(石碑)가 발견되었는데, 거기에는 「한장사태수의성장중경묘(漢長沙太守醫聖張仲景墓)」라고 새겨져 있고, 그 뒤에는 「함화오년(咸和五年)」이라고 새겨져 있었다. 함화오년은 330년을 말한다. 이 비를 보면 장중경이 장사태수로 지낸 것을 알 수 있다. 의성(醫聖) 장중경의 이야기이다.

장중경이 만든 『상한잡병론(傷寒雜病論)』은 총 16권으로 되어 있고, 내용은 「상한론」과 「잡병론」의 두 개 부분으로 나누어 기재되어 있다. 전쟁 중에 원본은 소실되었고, 진(晋)나라 왕숙화(王叔和)가 집성 정리하여 36권으로 만들었다. 상한(傷寒)은 지금의 유행성 감기, 폐렴, 여러 종류의 외감 질병을 말한다.

13 외과 창시자 화타

화타(華佗)의 이름은 부이고, 자(字)는 원화(元化)이다. 그는 동한(東漢) 시대에 태어나 기원 2세기 초의 패국(沛國) 초군(譙郡) 사람이다. 패국 초군은 지금의 안휘성(安徽省) 호현(亳縣)이다. 동한 말년에는 군사와 병마가 함부로 날뛰며 세상이 전란으로 어수선했다. 또 이어지는 전쟁과 가뭄, 유행병이 창궐하고 백성들은 기아와 병마까지 겹쳐 고통을 받고 있었다.

백성들의 비참한 상황이 어린 화타의 마음속 깊이 새겨졌으며, 이런 이유로 그는 의원이 되겠다는 입지가 섰다. 백성들을 질병의 고통으로부터 조금이나마 벗어나게 해주고자 싶었다.

화타는 젊은 시절에 일찍이 서주(徐州)로 유학을 하여 경(經), 사(史), 자(子) 등의 고대 경전을 섭렵하였고, 더구나 의학에도 지식을 넓혔다. 그는 진지한 태도로 학습했으며 열심히 노력했다. 그러자 그의 학문은 빠른 속도로 진보하였다.

지방 장관인 진규(陳珪)가 화타를 효렴(孝廉)으로 천거하였다. 이것은 한무제(漢武帝)가 각 지방의 군국(郡國)에서 효성스럽고 청렴결백한 사람을 해마다 한 사람씩 추천하게 한 데서 유래된 관직이다. 또 군사·정치 대권의 조정의 중신 태위(太尉)인 황완(黃琬)도 그를 초대해 그에게 관직을 주려 하였다.

"내가 자네에게 관직을 주려고 하는데…."

"말씀은 황공하오나, 저는 관직은 원하지 않습니다."

화타는 관직에 관심이 없었다. 관직에 있으면 자유자재로 다니면서 백성들의 질병의 고통을 덜어주지 못하기 때문이었다.

화타는 진한(秦漢) 때부터의 의술을 계승하였고, 그는 각과(各科)에 정통하였으며, 특히 외과(外科)에도 특출하여 역사상 성과를 거두어 많은 사람을 놀라게 하였다. 그는 '마비산(麻沸散)'을 발명하여 외과수술 전에 사용하였다. 수술 전 환자가 마비산을 복용하면 전신 마취가 되어 고통 없이 수술을 하게 되었다.

그는 진찰과 약을 쓰는 것, 뜸을 뜨는 것에 능하여 그가 일단 손을 대면 누구든지 치유가 되었다. 일단 오장육부에 병이 나서 약이 효력이 없을 때는 환자에게 마비산을 복용시켜 마비시켰다. 그리고 개복을 하여 궤양된 부분을 도려내고, 위장의 썩어가는 부분을 도려내어 약물로 씻은 다음 다시 위장을 제자리에 놓고 상처 낸 부위를 봉합하였다. 그런 후에 '신고(神膏)'를 바르고, 10일에서 보름을 보양하면 회복되게 만들었다.

그는 세계 최초로 마취약을 사용해 개복수술을 한 사람이다. 『세계약학사(世界藥學史)』에는 이렇게 설명되어 있다.

"아랍 사람이 사용하는 마취제는 중국에서 전래된 것으로, 중국 명의 화타가 가장 정밀하게 마취 의술을 사용하였기 때문이다."

그의 마취방법은 조선(朝鮮), 일본, 모로코 등지로 퍼져 나갔다. 구미의 의학계에는 19세기 초엽 전신마취의 기록이 있는데, 이것은 화타의 마취술보다 1600년 뒤였다. 애석하게도 화타의 마비산 처방은 소실되어 옛 의서에는 이름만 겨우 남아 있을 뿐이었다.

지금부터 약 170년 전에 일본의 하나오카세이슈(華岡青洲)라는 의원이 화타의 마비산(麻沸散) 처방의 내용을 연구하였다.

마비산(麻沸散)
만타라화(曼陀羅花) 6돈(錢)

천궁(川芎) 3돈
백지(白芷) 1돈
당귀(當歸) 1돈
오두(烏頭) 3돈
천남성(天南星) 1돈

일본의 하나오카세이슈(華岡青洲)는 마비산을 만들어 그의 모친과 처에게 시도하였다. 마비산 복용 실험결과로 그의 어머니는 세상을 떠났고, 그의 부인은 눈이 멀었다. 그는 이런 비극을 감수하고 계속 연구하며 실험하였다.

마침내 1805년에 그는 화타의 마비산을 만드는 데 성공하였으며, 유방암 환자에게 절개수술 전에 마비산으로 마취를 시행하였다. 마취가 성공하여 국제 의학계의 추앙을 받게 되었다.

화타의 의술상 성취는 외과수술의 마비산 뿐만 아니라 내과, 외과, 부인과, 소아과, 침구과 모든 분야가 연구 대상이었다. 한의학계에서 편작(扁鵲)을 제외하고 그의 명성은 더욱더 높아졌다. 집집마다 화타의 이름을 알게 되었고, 젖먹이 아이까지도 알 정도였다.

그에 관해 전해 내려오는 이야기가 많은데, 특히 『삼국연의(三國演義)』에 독화살에 찔린 관우를 화타가 치료하는 장면이 있다.

관우가 군사를 거느리고 번성(樊城)을 공격할 때 오른쪽 팔에 독화살을 맞았다. 화살을 맞은 오른쪽 팔은 화살독으로 퍼렇게 붓고 움직일 수도 없었다. 관평(關平)은 자기 수하의 장수와 상의 끝에 형주(荊州)로 철군을 결정하고 관우에게 아뢰니 관우가 몹시 화를 냈다.

"이런 조그만 상처로 큰일을 그르쳐서는 안돼!"

관평은 지체 없이 사람을 보내 인근의 의원들에게 왕진을 부탁하였다. 그때, 홀연히 강 동쪽에서 일엽편주가 내려와 강변에 대드니 한

분이 배에서 내렸다. 그는 화타였는데, 관우 장군처럼 천하의 영웅이 독화살로 부상을 입었다는 소식을 듣고 달려왔던 것이다. 화타는 관평에게 인도되었다.

"혹시 당신이 전에 동오(東吳)의 주태(周泰)를 치료했던 그 의원이십니까?"

"그렇소."

그 즉시 화타를 관우에게 안내하였다.

관우는 팔이 아팠지만 군심(軍心) 동요를 막기 위해 고통을 참으며 마량(馬良)과 바둑을 두고 있었다. 의원이 왔다는 소리를 듣고 화타를 맞이하였다. 화타는 관우의 상처를 자세히 살펴보았다.

"화살촉의 오두(烏頭) 독이 뼈 속으로 침투하여 빨리 치료하지 않으면 팔이 썩어 들어갑니다."

관우가 물었다.

"어떻게 치료할건가?"

"치료방법이 있긴 한데 장군이 매우 두려워할 것입니다."

관우는 미소를 지으며 말했다.

"뭐가 그리 두렵겠는가! 그래 봤자 죽기밖에 더하겠는가?"

"고통이 심해 벽에 큰 못을 박고 장군의 몸을 묶어서 칼로 살을 째고 뼈까지 퍼져 있는 화살독을 긁어 낸 후에 약을 바르고 상처를 꿰매어야 됩니다."

"그거야 쉽구만! 벽에 못을 박을 필요까지는 없다네. 그것보다 우선 술상을 가져오도록 하지."

술상을 내어 오자 관우는 술을 벌컥벌컥 들이마시고 마량과 바둑을 두면서 상처 난 팔을 걷어올렸다. 그러자 화타는 칼끝으로 상처를 내어 종지를 받혀서 상처에서 나오는 피와 고름을 받았다. 그런 다음에 뼈에 있는 화살독을 칼로 긁어 냈다.

"사각, 사각…."

뼈에서 독을 긁어 내는 소리가 주위 사람들을 질리게 만들었다. 그러나 관우는 이런 수술에도 아랑곳하지 않고 신음 소리만 조금 내며 바둑에만 열중이었다. 화타가 말했다.

"장군은 두려워하지 않는군요?"

관우는 조금도 동요하지 않으며 말했다.

"의원께서 치료하는데 내가 일개 범부와 같이 고통을 두려워하리요. 어서 수술이나 마치시오."

화타는 관우의 살이 오두의 독으로 인해 이미 푸른색으로 변해 있는 것을 보았다. 그래서 뼈를 긁어 내는데 주위의 장수들은 얼굴색이 하얗게 질려 똑바로 보지도 못하였다. 그러나 관우는 미소를 머금고 술과 고기를 먹으며 마치 아무 일도 없는 것처럼 바둑만 두었다. 고통의 표정은 전혀 하지 않았다.

화타는 관우의 독을 다 긁어 내고 약물로 상처를 씻어 내었다. 조금 후 팔 밑에 있던 종지에는 피와 고름으로 가득 차 있었다. 상처 부위에 약을 바른 후에 상처를 헝겊으로 싸매었다. 치료가 끝나자 관우는

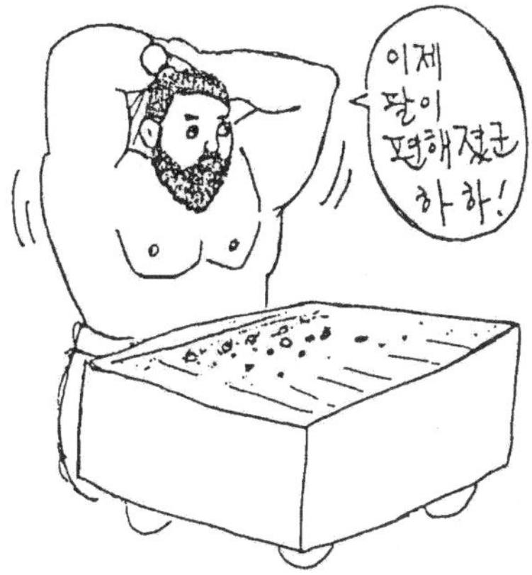

크게 웃으며 주위 사람들에게 팔을 흔들어 보이며 말했다.

"여러분 보시오. 이 팔을 전과 같이 맘대로 굽혔다 펼 수 있소. 이제 통증도 가시는구려. 화타 선생이야 말로 신의(神醫)입니다."

그 말에 화타는 감탄하며 말했다.

"내가 이제껏 치료한 이래로 이런 일이 없었습니다. 장군이야 말로 명환자이십니다."

후에 화타와 관우 사건이 한 수(首)의 시로 적혀졌다.

治病須分內外科　　치병수분내외과
世間妙藝苦無多　　세간묘예고무다
神威罕及惟關將　　신위한급유관장
聖手能醫說華陀　　성수능의설화타

병을 치료하는데 내과 외과를 구분한다.
세상에는 묘한 예술은 그리 많지 않다.
기세가 드물게 유일한 관우 장군은
화타는 의술이 높은 의사라고 말했다.

관우가 화타의 의술에 감사한 마음으로 황금 100냥을 주었다. 그러나 황금을 거절하며 화타가 말했다.

"장군님은 하늘이 알아주는 영웅이십니다. 본인은 장군을 치료하기 위해 스스로 이곳에 왔는데 어찌하여 보수를 받겠습니까?"

화타는 몸을 빨리 회복하게 하는 약 처방을 남겨 놓고 떠났다.

한번은 화타가 마차 위에서 고통 중에 신음하며 누워 있는 젊은 사람을 발견하였다.

"아니, 어떻게 아픕니까?"

"배가 더부룩하고 아파서 음식을 먹지 못합니다."

화타는 그를 진찰한 후에 인근에 있는 마늘 3냥을 사서 짓이긴 것을 식초 반공기와 섞어서 마시게 하였다. 조금 후에 환자가 큰 회충을 토하고 말했다.

"선생님, 이제 배가 편해졌어요!"

지금의 양주(揚洲)인 광능(廣陵)의 태수(太守)인 진등(陳登)이라는 사람이 울민증(鬱悶症)에 걸렸다. 화타가 진등에게 물었다.

"증세가 어떤지요?"

"가슴이 두근거리고 얼굴색은 붉으며, 약간 부어 있고 배도 불편합니다."

증세를 듣고 맥을 짚어 보니 오른쪽 관맥(關脉)에서 활맥(滑脉)이 뛰었다. 또 화타가 환자의 관형찰색(觀形察色, 얼굴을 살피는 방법)을 보았다. 한의에서는 4가지의 진단방법이 있다.

첫째는 망진(望診)이다. 환자의 몸과 아픈 부위를 살피거나, 얼굴을 살피는 관형찰색과 몸의 움직임과 혀 등을 살피는 진단방법이다. 두 번째는 문진(問診)이다. 이것은 몸의 상태를 환자에게 물어보는 진단방법이다. 세 번째는 문진(聞診)이다. 이것은 환자의 목소리를 들어보거나, 호흡의 상태나 냄새를 맡아 보는 진단방법이다. 네 번째는 절진(切診)이다. 이것은 몸의 일부를 만져 보는 진단방법이다. 특히, 손목의 요골동맥을 만져서 상태를 진단하는 것을 진맥(診脈)이라 한다. 이것은 맥(脈)을 본다는 것이다.

맥을 볼 때는 요골동맥의 위치를 세 등분으로 하여 촌관척(寸關尺)으로 나누어 본다. 이때 가운데를 관맥(關脈)이라 한다. 또 맥의 상태를 말하는 것을 활맥(滑脈)이라고 한다.

"그리 심각하지 않아요. 단지 위 속에 벌레가 있을 뿐입니다."

화타의 말에 진태수가 조심스럽게 긴장된 어조로 물었다.

"아니, 위 속에 벌레가 어떻게 생기지요?"
그러자, 화타는 물음에 답하지 않고 반문하였다.
"태수께서는 날 생선을 즐겨 드시지요?"
"그렇소. 그것을 어찌 아시오?"
"날 생선에는 기생충이 있습니다. 그런데 태수께서 날 생선을 좋아하시니 위에 기생충이 있는 것이 당연하지요."
진태수는 불안해하며 말했다.
"그럼 전 어떡하면 좋지요?"
"염려 할 것 없습니다. 제가 처방을 써 드릴 테니 처방대로 복용하면 즉시 좋아질 것입니다."
화타가 진등에게 약방문 1장을 써주었다. 그러자 진등은 사람을 시켜서 약을 사오도록 하여 그 약을 끓여 먹으니 계속 구토를 하고 많은 충이 나오더니 병이 즉시 나았다.

화타는 강소(江蘇)의 염독(鹽瀆)에서 한 연회에 참석하게 되었다. 우연히 그곳에서 엄흔(嚴昕)이라는 사람을 만났다. 그의 안색이 정상이 아니자 화타가 그에게 물었다.
"혹시 몸이 어떤가요?"
엄흔은 불쾌해하며 말했다.
"매우 좋습니다. 나는 아무 이상 없습니다."
그러나 화타는 그에게 정중하게 알려 주었다.
"선생의 몸에는 질병이 도사리고 있습니다. 이미 얼굴에까지 나타나니 술을 드시면 안됩니다."
엄흔은 반신반의하며 술을 들지 않았다. 비로소 연회가 끝나고 엄흔은 마차로 집에 돌아가는데 갑자기 어지러워 마차에서 쓰러지고 말았다. 조금 후 마차가 집에 도착하였고, 밤중에 그는 사망하였다.

전에 독우관직(督郵官職)을 하였던 돈자헌(頓子獻)에게 큰 병이 걸렸었다. 비록 이미 치료는 되었지만 명의 화타가 왔다는 소리를 듣고 화타에게 진찰을 부탁했다. 화타는 그의 맥을 짚어 보고 말했다.

"당신 몸은 매우 허약하고 아직 완전히 회복되지 않았습니다. 절대로 노동을 하지 마시오. 만약에 부부관계를 하면 생명이 매우 위험합니다. 게다가 죽을 때 혀가 밖으로 나올 것입니다."

그는 화타의 위험하다는 말을 가볍게 여겼다. 왜냐하면 병이 나았다고 생각했고 그의 말을 마음에 두지 않았기 때문이다. 며칠이 지나 부부관계를 맺는데 갑자기 화타의 말이 생각이 났다.

"잠깐…."

"전번에 화타 의원이 나보고 합방하지 말라고 했는데…."

"여보! 이제 당신 몸이 이렇게 좋아졌는데…. 신경 쓰지 마세요."

"그래도 마음에 걸리는데…. 어억!"

그 순간 그는 저 세상으로 갔다. 화타의 말대로 죽은 모습은 눈을 뜨고 혀를 내밀고 있었다.

이장군(李將軍)이 화타를 초빙하여 부인의 병을 진단해 달라고 하였다. 화타가 부인을 진맥하였다. 척맥(尺脈) 부위에 활맥(滑脈)이 뛰었다.

"지금 복중에 태아가 이미 죽어 유산할 기미가 있습니다."

이장군은 화타의 말을 듣고 속으로 비웃었다.

'이 놈, 돌팔이 의원이구만! 팔도를 떠돌아다니며 치료한다고 소문만 크게 난거였군.'

이런 생각에 이장군은 화타를 문밖으로 내쫓으려고 했지만 인격과 체면 때문에 차마 그러지 못하고 화타에게 부인의 상태를 물었다.

"태아는 이미 유산이 되었다면 유산된 지 얼마 되지 않았지요?"

화타는 잠시 생각에 잠겼다가 힘주어 말했다.

"맥의 상태를 보니 아직 태아가 있습니다. 단지 유산 기미가 있습니다. 아직 유산된 건 아닙니다."

그러나 이장군은 화타가 진단을 잘못하였다고 생각되어 그의 말을 귀담아 듣지 않았다. 그 후 부인의 건강상태는 점점 좋아져 화타의 말은 더욱 신빙성이 없어졌다. 그런데 불과 3개월이 채 되지 않아 돌연 부인이 병에 걸렸다.

이번 병은 전번보다 더욱 심해서 이장군은 속수무책이었다. 그때 이장군은 화타의 말이 생각이 나 사람을 보내 화타를 모셔 오도록 하였다. 그래서 화타가 부인을 다시 진단하도록 하였다.

화타가 진맥 후 조용히 입을 열었다.

"부인의 맥은 전번과 같습니다. 전번에 쌍태(雙胎 · 쌍둥이 태아) 중에 한 태아가 유산되어 피를 많이 흘려 산모의 상태가 많이 허약해졌습니다. 그런데 이번에 두 번째 태아가 유산되려고 합니다. 그래서 통증이 발생한 것입니다."

이장군은 비로소 화타의 말을 믿고 황급히 화타에게 물었다.

"그럼 어떻게 해야 합니까? 부인의 생명은 어떻게 되는 건가요?"

"부인을 구하려면 복중의 태아를 유산시켜야 합니다. 그래야 산모를 구할 수 있습니다. 그런데 애석하게도 날짜가 너무 지나서 침과 약으로 효과가 있을지 걱정입니다."

이장군은 그제서야 화타의 진단을 믿지 않은 것을 후회하였다. 그러나 이미 지난 일이기에 지금이라도 화타에게 매달리는 수밖에 없었다.

"제발 제 처를 구해 주세요."

화타는 재빨리 푸른 배낭에서 침통을 꺼냈다. 그리고 첫 번째 장골(掌骨)과 두 번째 장골 사이에 있는 합곡(合谷)혈과 경골(脛骨) 내측의 복숭아 뼈에서 3촌에 있는 삼음교(三陰交)혈에 침을 놓았다. 다시 침을 몇 대 더 놓고 약을 달여 부인에게 한약을 복용시켰더니 복통이 한 차례 있었다.

"으악!"

부인의 신음소리에 이장군은 마음이 급해졌고, 사랑하는 부인이 세상을 떠날까봐 안타까워하며 오로지 화타의 안색만 살폈다. 화타의 얼굴은 땀으로 뒤범벅되었다.

"지금 부인의 상황은 침과 약 모두 효과를 보지 못 하고 있습니다. 또한 태아가 아직 나오지 못하고 있어 수술을 해야 합니다."

이장군은 오로지 부인의 생명이 구해지기만 원했다.

"어떤 방법이라도 좋습니다. 생명만 구할 수 있다면…."

하지만, 당시의 사회 상황이 남자가 부인의 음부에 손을 넣어 태아를 꺼낸다는 것은 허용되지 않았다. 화타는 급히 산파를 불러 오도록 하여 힘들게 태아를 꺼낼 수 있었고, 부인의 생명을 구할 수 있었다.

이장군은 화타가 마치 신선과도 같이 보였다. 그 후에도 화타의 의술은 각처에서 나타났고, 사람들은 그를 하늘에서 온 신선이라고 하며 숭배하였다.

화타가 고향 초군(譙郡)에 돌아온 어느 날, 한밤중에 환자가 그의 집 문을 두드렸다. 환자는 집 안으로 들어와 쉬지 않고 작은 소리로 신음하며 고통 중에 있었다. 양다리는 굽어 있고 코에는 경련이 멈추지 않았다. 그는 마차를 끄는 마부인데 평소에 그의 몸은 건강했고, 질병에도 잘 걸리지 않는 체질이었다. 그런데 3일 전부터 복통으로 고생을 한 것이다.

그는 음식을 먹고 탈이 난 상태였다. 몹시 아파서 이불을 끌어안고 침상에서 뒹굴었다. 그의 온몸은 땀으로 흠뻑 젖어 있었다. 주변에 사는 의원이 침을 놓고 약을 주었지만 도무지 효과가 없었다. 비로소 그는 화타에게 구해 달라고 애걸하게 된 것이다.

화타는 진맥을 하고 그의 의복을 벗긴 후 배를 지그시 눌렀다. 통증이 있는 곳이 잡혀졌다. 환자는 그나마 있는 힘을 다해 소리쳤다.

"악"

화타는 환자의 가족을 향해 입을 열었다.

"이것은 장옹(腸癰・맹장염)입니다. 시간이 너무 지나서 침이나 뜸, 약으로는 안 됩니다. 복부를 칼로 가르고 썩어 가는 장을 도려 내어야 살 수가 있습니다."

마부의 부인은 놀랍고 내심 두려웠다. 화타가 서둘러 말했다.

"썩은 장을 빨리 도려 내지 않으면 목숨을 부지하기가 힘들어요."

화타는 즉각 마비산을 꺼내 환자에게 술과 함께 주어 대롱으로 복용시켰다. 조금 있다가 환자는 점점 잠에 빠지는듯 마취되었다. 화타는 수술용 칼로 그의 배를 가르기 시작하였다. 온 방안이 피비린내로 진동하기 시작하였다.

화타는 숙련된 손놀림으로 썩어 가는 창자를 도려 내었다. 창자는 썩을 대로 썩어 있었고, 복부에는 고름이 가득하였다. 화타는 고름을 끄집어 내고 약물로 창자를 씻어 냈다. 그리고 뽕나무 껍질로 만든 실로 창자를 꿰맨 다음 복부를 꿰메었다. 화타의 손놀림이 너무 빨라 출혈은 그리 심하지 않았다. 그리고 수술은 성공적으로 끝났다.

그 후 마부는 마취에 깨어나 7~8일 후에는 몸을 마음대로 움직일 수 있었고, 통증도 완전히 사라졌다. 그리고 보름 정도 몸을 조양(調養)하니 전과 같이 마차를 끌며 생활할 수 있었다.

화타는 일생 동안 사람을 고치며 기사회생시킨 일이 많이 있었다. 그러나 치료가 불가능한 고황(膏肓) 환자에게는 침과 약을 사용할 수가 없었다. 그런 환자에게는 성심성의껏 설명하여 알려 주었다.

예로서, 군관(軍官)인 매평(梅平)이라는 사람이 불치병을 앓아 직책을 사직하고 고향으로 가는 도중에 화타의 고향을 지나가게 되었다. 그곳에 친척이 살고 있어 지나가는 김에 친척집을 방문하였다. 친척집은 화타의 집에서 그리 멀지 않았다. 친척이 매평을 보자 반가워했다.

"안색이 별로 좋지 않군요?"

"지금 몸이 안 좋아 고향으로 가는 중일세"

"그럼, 여기 온 김에 화타 선생을 만나 보시죠? 화타 선생 댁이 이곳에서 멀지 않습니다."

그는 매평을 모시고 화타에게 갔다.

화타는 그를 자세히 진찰한 후에 탄식하였다.

"진작에 나를 찾아오시지 그랬어요. 선생님 병은 말기라서 약이 듣지 않습니다. 지체할 여유가 없습니다. 어서 집으로 돌아가십시오. 가족들과 마지막 준비를 하셔야 될 것 같습니다."

매평은 화타의 말을 듣고 크게 상심하였다. 친척들은 그를 송별하였다. 그리고 그가 고향집에 도착한 지 얼마 되지 않아 사망하였다.

화타는 의술이 아주 고명하여 신의(神醫)라는 칭호를 받았다. 가난한 환자들에게 많은 희망을 주었고, 재물보다는 병을 치료하는 데 더 열심이었다.

조조와 화타는 같은 동향사람으로 모두 패국(沛國) 초(譙)지방 사람이다. 조조는 만년에 편두통으로 고생하였다. 조조가 낙양(洛陽)에 있을 때 관우가 죽었는데 그 후 관우가 매일 밤 꿈에 나타났다. 그래서 그 공포심으로 두통이 생겨 허다한 의원들이 치료하려 애썼지만 소용이 없었다.

어느 날, 화흠(華歆)이 조조에게 아뢰었다.

"신의(神醫) 화타를 아십니까?"

"강동(江東)에서 백성들을 치료한다는 그 의원 말이냐?"

"예, 바로 그 분입니다."

"이름은 들었네. 그의 의술이 그렇게 뛰어난가?"

화흠은 화타의 허다한 난치병 치료경력을 말하였다.

"이 분의 의술은 편작(扁鵲)이나 태창공(太倉公)의 실력만큼이나 뛰어나다고 합니다. 지금 그가 여기서 멀지 않은 금성(金城)에 머무르고 있습니다. 대왕께서 그를 불러 치료받으시면 어떻겠습니까?"

조조는 사람을 보내 화타를 낙양으로 오도록 해 자신의 병을 보도록 하였다. 화타는 조조에게 침과 뜸으로 여러 차례 치료를 하였다. 그래서 두통은 좋아졌지만 근본적인 뿌리를 완전히 없애지는 못했다. 그리고 3~5일 후에 조조의 두통이 재발하였다. 조조는 화타를 궁중에 머물도록 하고 병을 치료하도록 하였다.

그러나 화타는 조조만을 위한 의원이 아니고, 백성들을 치료하는 의원이었기에 궁중에 머무는 것이 만족스럽지 못했다. 화타는 며칠 후에 이렇게 말했다.

"집에 가서 약 처방을 찾아야겠습니다."

그리고 화타는 낙양으로 돌아가지 않았다. 조조가 두 번이나 사람을 보냈지만 화타는 조조가 있는 낙양으로 가지 않았다. 화타는 처자가 병이 들었다며 거절하였다. 그래도 지방 관리는 계속해서 조조의 명을 전달하였지만 그는 듣지 않았다. 조조는 결국 사람을 시켜 그를 낙양으로 압송하였다. 화타가 조조를 보고 이렇게 말했다.

"폐하 병의 원인은 풍(風)으로 뇌(腦)에 침투하여 매우 심각합니다. 침이나 뜸, 약으로는 병의 원인을 치료할 수 없습니다."

병의 원인을 치료할 수 없다는 말에 조조는 낙심하며 말했다.

"그럼 치료방법이 없다는 말인가?"

"한 가지 방법이 있기는 하지만…."

조조는 두통이 생기면 참을 수 없을 만큼 힘들었기에 그 치료 방법을 물어 보았다.

"무슨 방법인지 빨리 말하라!"

"우선 마비산(麻沸散)을 복용하신 후에 칼로 머리카락을 잘라서 병의 근원인 풍(風)을 제거하면 두통의 근본이 비로소 제거됩니다."

조조는 그 말을 듣고 대단히 화를 냈다.

"이런 놈을 봤나! 내 머리를 자른다고! 이 놈이 필경 나를 해치려고 음모를 꾸미는 게야."

화타는 조용히 입을 열었다.

"전에 관우공이 독화살로 인해 위급해졌을 때 뼈를 깎고 독을 제거하여 그를 살려 냈습니다. 그러니 폐하의 치료방법은 이상할 것이 하나도 없습니다."

조조는 화를 내면서 말하였다.

"네놈이 필시 관우와 관계가 있는 것이 분명해. 그가 피살당하자 보복으로 나를 살해하려 음모를 꾸미는구나."

조조는 화타의 말을 용납하지 않았고 즉각 그를 문초를 시켰다.

그러자, 고후(賈詡)가 급히 말렸다.

"대왕님, 화타는 본시 선량하여 세간에 존경받는 의원입니다. 그는 살해 같은 일을 할 분이 아닙니다. 처벌을 가볍게 하는 것이 옳은 것 같습니다."

그러나 조조는 전혀 말을 듣지 않고 화타를 감옥에 가두도록 명령하였다. 감옥에 감금된 화타를 오(吳) 씨 성을 가진 옥졸이 성심껏 잘 돌보았다.

"화타 의원님, 저는 오래 전부터 의술을 공부하고 싶었습니다. 의원님을 이렇게 옆에서 뵙게 되다니 감격스럽습니다."

그는 화타의 감옥 수발을 들었다. 화타가 그에게 말하였다.

"내가 아무래도 여기서 살아 나가기는 힘들 것 같네. 전에 내가 심혈을 기울여 만든 청낭서(靑囊書)가 있는데, 그것을 자네에게 줄 테니 열심히 공부하여 백성을 구하는 의원이 되게나."

"고맙습니다. 의원님!"

"내가 글을 써줄 테니 내 집에 가서 청낭서를 달라고 하게나."

청낭서는 화타가 푸른 베낭을 메고 다니며 약초를 캐어 치료한 내용을 적은 비방과 묘방을 기록해 놓은 책이다. 화타가 청낭서를 오 옥졸에게 주도록 편지를 썼다. 오 옥졸은 너무나 기쁘고 흥분되어 몸을 가눌 수 없을 정도였다.

'이 시대의 명의인 화타의 비방책인 청낭서가 내 손에 들어오다니. 이제 열심히 공부하여 세상에서 가장 유명한 의원이 되고 말거야!'

화타는 과연 옥중에서 죽음을 맞이하였다. 화타가 죽은 후에 오 옥졸은 후사를 잘 처리하고 화타의 집으로 가 편지를 보인 후 청낭서를 가지고 집으로 돌아와 부인에게 자랑하였다.

"이 책이 그 유명한 화타의 비방책인 청낭서야!"

"그럼 화타 선생님은?"

"돌아가셨다오. 나 잠 좀 자겠소. 먼 길을 다녀왔더니 피곤하네!"

그는 한참 잠을 자다가 무언가 타는 냄새에 잠이 깨었다. 그것은 청낭서가 타고 있는 냄새였다. 깜짝 놀라 자리에서 벌떡 일어나 뛰어가 보았지만 책은 다 타고 없었다. 그는 부인에게 어떻게 그 귀한 청낭서를 태울 수 있느냐고 소리치며 화를 냈다.

"신의(神醫) 화타도 신묘한 의술 때문에 너무 유명하여 결국 옥중에 갇혀 죽었습니다. 만약 청낭서가 당신을 유명하게 만들면 당신도 같은 처지가 될 수 있기에 그랬습니다. 나는 청낭서보다 당신이 더 중요합니다."

"아! 그 귀한 것을 태워 없애다니…."

이리하여 청낭서는 지금까지 전수되지 못하였다. 후세 사람들은 이 사건을 안타까워하며 시를 지었다.

華佗仙術比長桑　　화타선술비장상
神識如窺垣一方　　신식여규원일방
惆悵人亡書亦絶　　추창인망서역절
後世無復見青囊　　후세무복견청낭

화타의 신비한 의술은 장상군과 겨루어 보면
탁월한 지식이 마치 담 구멍을 엿보는 것 같다.
사람들은 청낭서를 볼 수 없어진 책이
후세에 계승이 안 되어 매우 낙담하다.

이풍원(李豊遠)

- 청운중학교, 경기상업고등학교 졸업
- 명지대학교 무역학과 졸업
- 동국로얄 한의대(Dongguk-Royal Univ. of America, L.A.) 졸업
- Calvin Bible College & Seminary 졸업
  M. Div.(신학석사)
- 유인 한의대(Yuin University, Compton)에서 한의학박사
  (Ph.D in Oriental Medicine)획득
- 미국 Who's Who(명인록) 2000~2001판, 2001~2002판
  명의(名醫)로 등록
- 전 동국로얄 한의대(Dongguk-Royal Univ. of America, L.A.)
  교수 역임
- 전 황제 한의대(Emperor's College of Traditional Oriental
  Medicine) 교수 역임
- 전 삼라 한의대(Samra University, L.A.) 교수 역임
- 전 가주 한의사 협회 부회장과 총무 역임
- 전 미주판 중앙일보 「민간요법」, 「의학상담」, 「지압요법」,
  「이풍원의 이야기 한방」, 「이풍원의 신민간요법」 컬럼 기고
- 현 이풍원 한의원(Lee, Peter's Acupuncture Clinic, L.A.) 개원

※ 남녀 불임증에 관한 한의 치료 ; 중국 상해(上海)시 중의학원 서광(曙光)의원 불육증(不育症) 전과(專科) 주임(主任)인 패윤포(貝潤浦) 교수에게 사사

재미있는

이야기 한방 ❷

2006년 11월 20일 초판 인쇄
2006년 11월 25일 초판 발행

저 자 : 이풍원
펴낸이 : 천승배
펴낸곳 : 도서출판 유한문화사

주소 : (157-801) 서울시 강서구 가양동 146-63
전화 : 2668-2055~6
팩스 : 2668-2565
http://www.yuhansa.com
E-mail : yuhansa@paran.com
등록 : 제 5-31호. 1979. 3. 6.

값 10,000 원

ISBN : 89-7722-405-5 04510
ISBN : 89-7722-406-3 (세트)